感染を恐れない暮らし方

新型コロナからあなたと家族を守る医食住50の工夫

本間真二郎

医師／七合診療所所長

講談社ビーシー／講談社

はじめに――新型コロナウイルスは今後も変異して次々とあらわれる

世界中に新型コロナウイルスによる感染症が広がっています。

このウイルスは2019年の12月頃に中国の湖北省武漢市で最初に出現したとされています。たとえ今の流行が落ち着いたとしても、今後このウイルスが変異したものや、あるいは別のウイルスが次々とあらわれる可能性が高いと思います。

そんな状況に、私はウイルスを研究してきたひとりとして、みなさんにお伝えしておきたいことをネット上で発信してきました。残念ですが、もはや感染を防ぐことは容易ではありません。あなたも、私も、この日本で感染する可能性があるということです。

とくに高齢であったり、持病があったりする人は重症化し、一気に状態が悪くなることがあります。なかには、若い世代の人も含まれ、世界中でたくさんの人々が亡くなっていることもあり、その結果、「恐ろしいウイルス」というイメージが広がっています。人は未知のものに対しては不安です。でもことさらに恐れないでください。普通の健康な人にとっては、感染しても発症しなかったり、強い風邪《かぜ》の症状でおさまったりすることが多いのも事実なのです。

新しく登場してくる感染症に対しては、身のまわりをどんなに滅菌・除菌しても、どんなに薬を飲んでいても、どんなにワクチンを打っても防げないことは、毎年流行しているインフルエンザや、今回の新型コロナウイルスを見てもあきらかです。

これらは、むしろ自分自身の免疫力や、抵抗力を下げることになります。

つまり、病気の原因を外に求め、それに対処していく方法では、何をしても根本の解決にはならないのです（対症療法にまったく意味がないわけではなく、必要なときもあります）。

では、私たちは何をすべきか――です。

申し遅れました。私は今、栃木県の那須烏山市で「七合診療所《ななごうしんりょうじょ》」の所長として勤務しています。医師であり、臨床は小児科学、研究はウイルス学、ワクチン学が専門になります。

大学病院の勤務医時代は、患者さんを一日中診《み》ているか、論文を読み書きする毎日で、決まった睡眠時間はないに等しく、生活リズムもめちゃくちゃでした。食事もままならず、カップラーメンかコンビニ弁当のみという、とても健康的とは言えない生活をおくっていたのです。

そうした日々のなかで私は、小児の胃腸炎の原因として、ノロウイルスがこれまで考えられているよりも大きく関与していることを世界ではじめて報告しました。この論文が認められ、アメリカ国立衛生研究所（NIH＝239ページ）に3年ほど留学し、分子生物学（遺伝子工学とも言い、DNAやRNAなどの遺伝子を切ったり、つないだり、合成したりします）を使い、ロタウイルス、ノロウイルスなどの研究をしていました。

そんな私が、大都市の大学病院の勤務医を辞め、この地に移住したのは２００９年のこと。以来11年、仲間と米づくりをし、自然農を中心に野菜と穀物を育て、調味料もできるだけ自給自足をする生活に入りました。自然に沿った生活をすれば、病気にならないことを実践しています。きっかけは、医師として働きはじめた頃から漠然と抱いていた疑問を考えるようになったことです。

ウイルスによる感染症は、薬では治せない

たとえば、外来で診察していると、小児科にかかる患者さんはウイルスによる感染症、いわゆる「風邪」の症状がいちばん多いのですが、それに対して医師はせき止めや解熱剤、抗生剤などの薬を処方します。患者さんの親たちもそれで安心されます。しかし、本来風邪に効く薬はありません。

医師が「風邪の薬」といって出す薬は、熱やせき、鼻水をおさえるもので、風邪自体に効いているわけではありません。では、なぜ薬を出すのか？　薬によって症状をおさえているうちに、患者さん自身の自然治癒力が、風邪を治しているのです。

つまり、医師が薬を出さなくても治っていくのです。そうであれば、私たち医師はいった

い何をしているのだろうか、と悩みました。

そのことを深く掘り下げて考えていくうちに、人のからだをつくり、自然治癒力を生み出すもとになるのは「食」であることに間違いない、そして食と健康を突き詰めると、食の前には「農」があることにも気づきました。さらに、それらのすべての根底に「微生物」が関係していることが見えてきたのです。医師として実践を重視するために、私は自分でやってみることにしたのです。以来、お米から野菜、みそ、しょうゆにいたるまで、自給自足に近い生活を実践しています。そして、風邪をひいても、家族も含めて私たちは、とても健康であることを実感できていきます。そして、風邪をひいても、熱が出ても、薬を飲むことはほとんどありません。健康な暮らしを続けることで、私たちのからだの中には自然治癒力が備わっていることが、実践を通してわかったのです。

新型コロナから回復する唯一の方法は自然治癒力

今回の新型コロナウイルス感染症に対して、ワクチンの開発や、これまでに開発された別の病気に対する薬が有効という意見が出ています。これらには、ある程度の効果があると思います。しかし、新型コロナウイルスを含め、感染症を恐れない唯一の方法、それは、やはり患者さん自身の自然治癒力になるのです。

どうすれば新型コロナウイルスに感染しても大丈夫な状態でいられるのか。そのヒントは、私が実践する自然に沿った暮らしにあると確信しています。言い換えると、「自然から遠ざかるほど、いのちが減っていく」のです。「いのちが減る」ということは、「病気になる」ということなのです。

本書は、個人ブログやSNSで発信してきた健康に生きるためのシンプルな法則を書籍化したものがもとになっています。２０１６年に『病気にならない暮らし事典』として出版されましたが、残念なことに出版社の事情で絶版となりました。

そのいっぽうで、今回の新型コロナウイルスの広がりのなかで、新たな書籍としての機会をいただきました。新型コロナウイルスの予防法から文を書きおろし、かつての本の全文を見直し、書名を『感染を恐れない暮らし方』とあらためました。

冒頭で「もはや感染を防ぐことは容易ではありません。あなたも、私も、この日本で感染する可能性がある」と書きましたが、矛盾はありません。感染を遠ざける暮らしも大切ですが、それ以上に感染しても大丈夫な力を備えることが大切だと考えるからです。

自然と離れた暮らし方が重篤化を招く

新型コロナウイルスと診断された2割ほどの人が、重篤化すると考えられています。感染しても発症しない人がいるなかで、高齢者や基礎疾患のある人たちなどが重篤化し、いのちを落としています。背景には、やはり自然治癒力の衰えが関係していると理解しています。

高齢者に自然治癒力の衰えがあることは、生きものとして仕方のない一面もあります。しかし、基礎疾患のある人は、普段の生活の結果、なんらかの基礎疾患をもつようになったと言うこともできるのではないでしょうか。そこでは、自然と離れた生活をしているから病気になったのだという、私なりの確信があります。

私たちは、感染症を含め、病気というものに対する考え方を根本的に見直すことが必要になってきたのです。つまり、自分の外（他者軸）に原因や結果を求めるより、自分の内なる力（自己軸）を中心とした予防法、治療法、健康法、生き方などに移行せざるを得ないということです。

新型コロナウイルス感染症がどのように推移していくのかは、まだまだ先が見えません。一時的な流行で終わることはなく、さまざまなことを考えるきっかけとなるのではないでしょうか。それは、人類の意識の変容とも言えるものです。

●感染症とは何か？
●感染症にかかる意味、重症になる意味、合併症が出る意味とは？
●感染症を本当に予防するとは？

◉ワクチンとは？
◉病気は自分の内側の問題（自己軸）なのか、外側の問題（他者軸）なのか？

新型コロナウイルスのパンデミック（世界的大流行）をきっかけにして、政治、経済、医療、農業、教育、宗教、環境……今まであたりまえと思っていた価値観、しくみ、常識、権威というものが大きく揺らいでいきます。

感染の拡大、経済崩壊などは、はじまりにすぎません。この新型コロナウイルスは人類全体の意識の変容を誘導していくと思います。そのために、本書が少しでも役に立てばと願っています。

本間真二郎

感染を恐れない暮らし方　新型コロナからあなたと家族を守る医食住50の工夫　目次

file.1

新型コロナウイルスを恐れないために

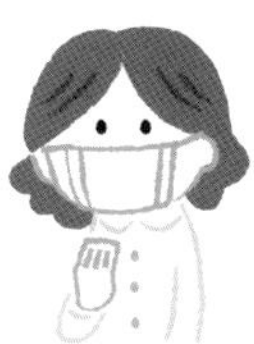

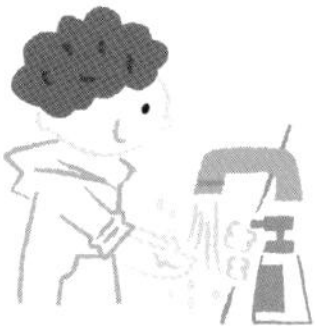

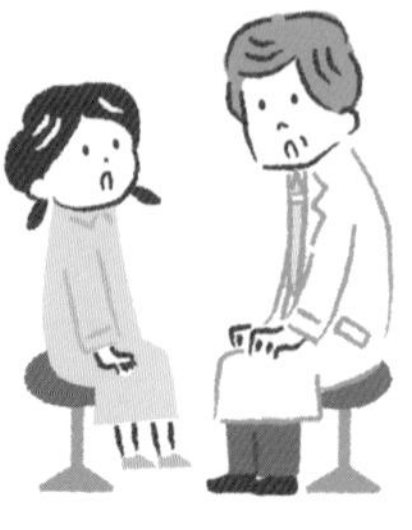

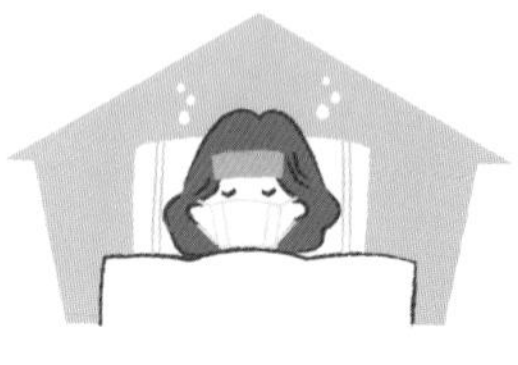

file.2

免疫力を高めるには腸内細菌を整える

file.3

腸内細菌を育む自然に沿った食の基本

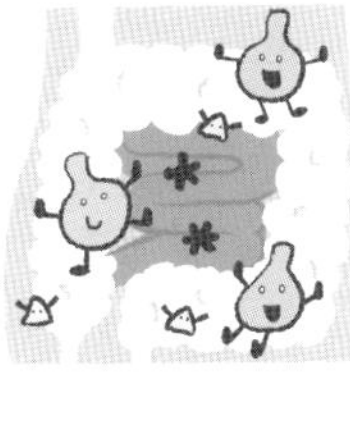

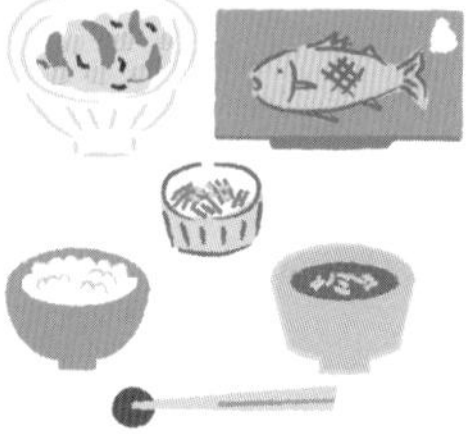

file.4

自然治癒力を育む生活の基本

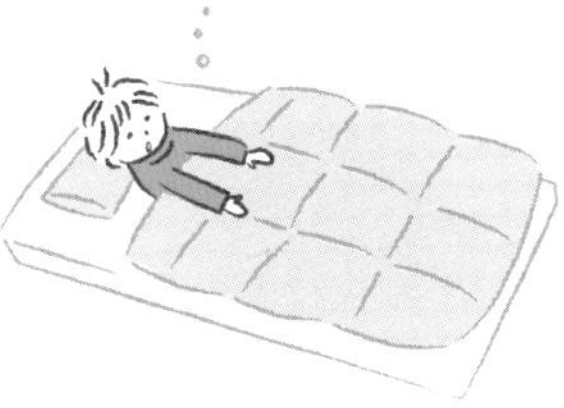

file.5

医療と薬。つき合い方の基本

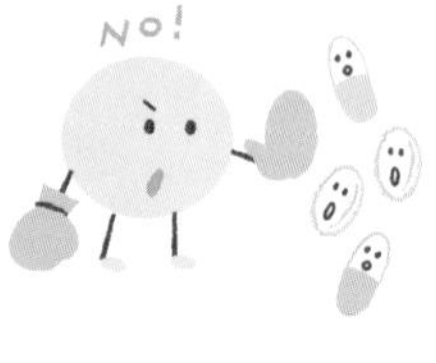

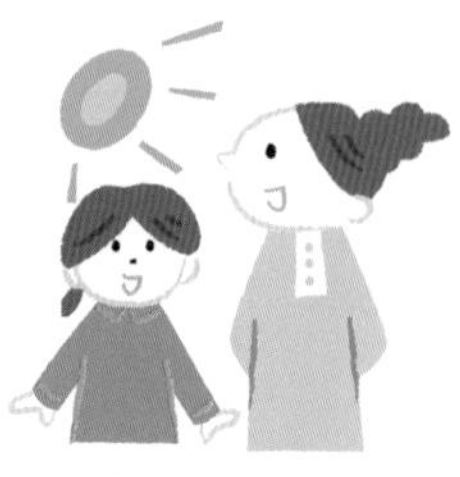

file.6
環境リスクを下げる暮らしの基本

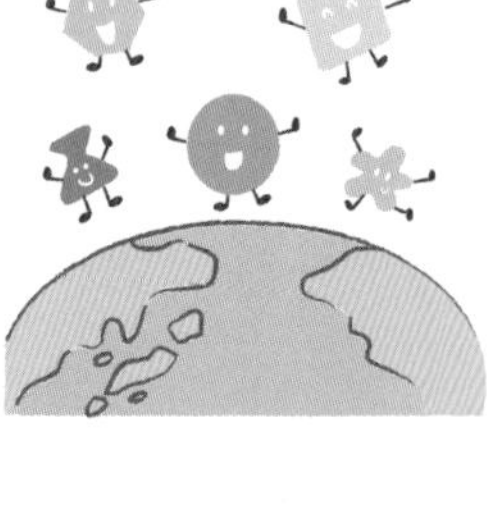

本書記載の各データは、２０２０年5月20日時点のものです。

file.1

新型コロナウイルスを恐れないために

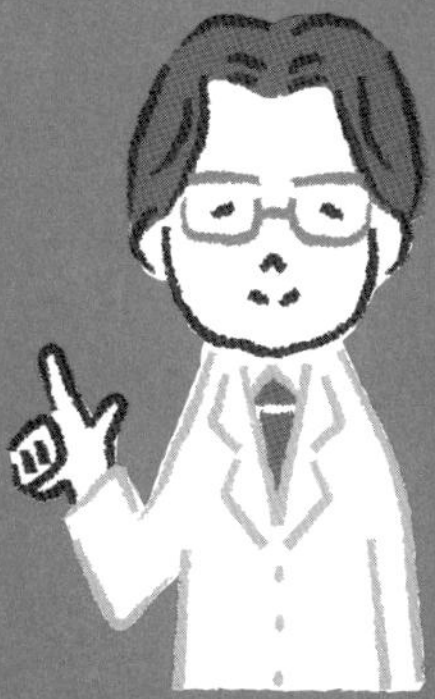

新型コロナウイルス感染症Q&A。本当に怖いのは「人の恐怖心」。自然に沿った生活をしていれば、恐れることはない

新型コロナウイルスによるパンデミック（世界的大流行）が広がり、各国政府による緊急事態宣言も発出され、外出自粛や、都市封鎖など、世界中の人々の生活は一変してきました。連日の過度な報道、学校の休校、職場への影響、公共施設やイベントの自粛、経済活動の極端な減少……。今後も新たな不安は尽きません。人は未知のものに恐怖の感情を抱きます。新しく登場したウイルスですので、わからないこともたくさんあります。さらに、新型コロナウイルスはとても変異のスピードが速いRNAウイルス（63ページ）です。変異によりウイルスの特徴（感染率や重症度など）が変化し、それにより対策を見直す必要もあるかもしれません。

しかし、もっとも重要なことは、新型コロナウイルスは、健康な人（とくに自然に沿った生活をしている人）は、あまり恐れる必要がないということです。この原則は、私は変わらないと思います。ネット上には不安をあおるような情報がたくさんあり、なかには推測の域

を出ないものも目につきます。しかし、不安が不安を呼び、推測が推測を呼んで、あたかも正しい情報であるかのように解説されたり、拡散されたりしています。新型コロナウイルスが恐怖なのではありません。人の恐怖心が恐怖なのです。そのため、以下のQ&Aを参照して、みなさんの判断や選択に役立てていただきたいと思います。

Q　感染を防ぐために私たちは今後どうすればいいのでしょうか?

A　基本の感染対策として、国は「3つの密を避ける」ことをあげています。「密閉空間」「密集場所」「密接場面」ですが、さらには37ページからを参照してください。健康で重症化のリスクが低いと考えられる人は、感染を防ぐための基本的な感染対策をまずはしながら、普通に生活(仕事を含め)をするのがいいと思います。完全に活動をとめてしまうよりも、最低限の社会活動は維持できるように生活しながら、リスクの高い人の仕事のかわりをするのがいいと思います。仮に感染してもほとんどの場合は軽症(入院はおそらく30~40人にひとり程度)です。とくに20歳未満の人の死亡は限りなく少ないと思います。また、医療崩壊を防ぐために健康な人は、軽症の場合は自宅や指定ホテルなどでの療養がすすめられます。早くに受診して薬や検査を用いても、重症化を防ぐことができるとは考えにくく、残念ながら大きなメリットはありません。病院を受診する目安は、呼吸苦(動いたりしたときの労作時からはじまり、しだいに安静時も出てきます)などの症状が出た場合になります。ただし、感染拡大の急性期など、政府の指示が明確に出ている場合はそれにしたがう必要があります。

Q　では、重症化のリスクの高い高齢者や持病のある人の仕事は、どうすればいいですか?

A　感染が拡大しているときは、とくに慎重な行動が必要です。基本の感染対策は行ったとしても、自己判断ではできないこともありますので、職場には以下を考慮した対策を考えていただきたいものです。もちろん、仕事の性質ですべてができない人も多いでしょう。その場合、ひとつでも、ふたつでも心がけましょう。

- **可能であれば通勤は控え、自宅で可能なワークのみとする。**
- **通勤する場合は、なるべく公共交通機関を使わず、感染対策を徹底する。**
- **密閉した場所、不特定多数とかかわる場所での仕事を外してもらう。**
- **仕事場所では換気を十分に行う。**
- **仕事先での食事は弁当を持参する。**
- **外で食事せざるを得ないときは、できるだけすいている時間に利用する。**

Q　高リスクの人の自宅での過ごし方はどのように考えればいいでしょうか?

A　住んでいる地域で流行が起きた場合、以下の感染対策を徹底しましょう。通常、一地域での流行は数か月程度で収まると考えられています。

●可能なら健康者と離れて（換気のできる部屋で）過ごす。
●着るもの、食器などの共用をしない。食事も別にとる。
●マスクを着用。石けんで手洗いの徹底。外出時は手袋も着用。
●せきエチケットを守る。
●不要の外出（病院を含め）をしない。
●薬は健康な人にとりに行ってもらう。
●公共交通機関を利用しない。
●密閉された場所、不特定多数の人が集まる場所に行かない。

Q　新型コロナウイルスによる感染症は、インフルエンザのように夏になったら終息しますか？

A　判断するデータがありませんが終息しない可能性もあります。一般にウイルスは寒さに強いため、冬に流行するものが多いです（インフルエンザ、ノロウイルス……）。たとえば、毎年、流行の見られるインフルエンザは高温、多湿に弱く、暖かくなり、湿度が上がれば自然に終息します。新型コロナウイルスは、熱に弱いのはほかのウイルスと共通していますが、湿度には強く、乾燥に弱いという性質がありそうです。いっぽう、高湿度には弱いという報告も見られ、情報には混乱が見られます。気温が高い熱帯の地域でも発生が見られますので、

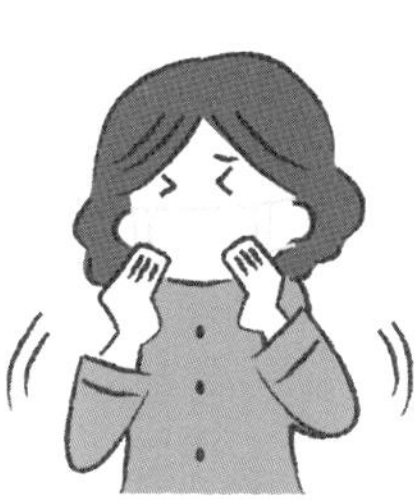

高温・多湿の季節になっても終息しない可能性はあります。

Q　多くの人が抗体をもつまで終息しないという報道もありますが……？

A　たとえば熱や発疹のある間だけなど、人にうつす時期がはっきりとわかりやすい感染症であれば、その期間の自宅待機や隔離などの処置により、流行を防ぐことは比較的簡単にできます。しかし、新型コロナウイルスの場合は、症状がないまま経過する人（不顕性感染）や症状がある人でも症状が出る前からウイルスを排出し、人にうつすことがわかっています。このようなウイルスの場合、感染の拡大（流行）を防ぐことがとても難しくなります。この場合、多くの人が感染し抗体をもつまで広がらなければ、終息しない可能性があります。

流行が拡大し、集団内で感染した人が一定数（全体の6～7割ほど）に達すると、すでに感染した人たちは免疫（抗体）をもち、新たに感染することや人にうつすことがなくなります。それにより、免疫をもっている人がブロックとなり、免疫をもっていない人が新たに感染する機会が減り、流行は収まります（これを集団免疫と言います）。

たとえ外出の自粛や都市封鎖を行っても非常に厳密に行わなければ、感染者数を一時期だけ減らす効果しかありません。この場合は、医療崩壊は防ぐことができますが、流行はだらだらと続き、集団免疫を獲得するまで終息しないことになります。

感染者が増加している状況では、もはや流行の拡大を防げず、リスクの低い人の感染を防ぐよりも、リスクの高い人の管理に集中する時期に入っていることになります。ですから健康な人は、感染予防の対策をとりながらも普通の生活をすることです（37ページ）。感染が疑われるときは、もちろん可能な限り人にうつさない対策をとります（49ページ）。高リスクの人は、流行が続く間（少なくとも新規の感染者の発生ピークが収まるまで）は活動の制限などつらい時期が続くことになり、自分の健康について根本的に考え直す（つまり日常生活の改善をする）必要が出るでしょう。

Q　このウイルスは、SARS《サーズ》コロナウイルス（66ページ）の数十から数千倍の感染力をもつ、とも言われていますが、本当ですか？

A　はっきりしたことは言えませんが、実験室のデータが必ずしも人にあてはまるわけではありません。ただし、今回の新型コロナウイルスが感染力の強いウイルスであることは間違いないと思います。しかし、感染力の強いウイルスはほかにいくらでもありますし、感染力はウイルスの特徴的なひとつの要素にはなりますが、それにより、重篤な感染症を引きおこす特徴というわけではありません。

Q　再感染の報告がありますが、どのように考えますか？

A　多くのウイルス感染症は人生で一度きりになります。ですから、一度かかった感染症には免疫がついたと一般でも言われます。再感染するウイルスはたくさんありますが、一般に初感染してからかなり時間が経過（数年から数十年）し、そのウイルスに対する免疫が落ちてからになります。回復してからすぐに再感染するウイルスはほとんどなく、新型コロナウイルスがそうであれば、あらゆるもののなかでもっとも重要な性質で、驚異的なウイルスということになります。

今回の新型コロナウイルスが再感染、あるいは潜伏感染しているように見えるのは、おそらくウイルスの検査方法がPCR法だからだと思います。この検査法ははじめから間違い（つまり間違って陽性、陰性になる）がとても多い（精度は50〜70％）のが特徴です。またこの検査法では、ウイルスに活性がある（生きていて人にうつせる）かどうかはわかりません。ほかのウイルス感染症の回復後の検査では、数か月にわたって陽性になることもめずらしくありませんが、もちろんこれで人にうつることはまったくありません。

Q　新型コロナウイルスは免疫がつかないウイルスなのでしょうか？

A　もしそうなら、ほとんどの人が一度感染したら回復することなく死亡することになります。今回の新型コロナウイルス感染症では、多くの人が無症状か軽症で回復していますので、免疫はつくと思っています。また、たくさんの受容体に結合することや、変異しやすいことを理由に免疫がつきにくいと説明されていることもありますが、変異するウイルスでも免疫はつきますし、変異しない部分に対する免疫もつきます。免疫がつかない特別なしくみをもつウイルスでなければ、免疫がつかないことは考えにくいと思います。

Q 持続感染や潜伏感染するウイルスですか？

A 持続感染も潜伏感染も、感染した病原体がからだから排出されずに感染状態が続いていることを指します。HIV（ヒト免疫不全ウイルス）や、ヘルペスウイルスなどにそうした特徴があります。潜伏感染をするためには、ウイルスにそれらを行うための特別なしくみが必要です。今のところ、今回の新型コロナウイルスにそのようなものは見つかっていませんが、今後見つかる可能性はあります。回復した患者さんの一部（ごく少数）が無症状のまま持続感染し、ウイルスキャリアになる可能性も論文で報告されています。これが、PCR検査による間違いであるかどうかは、抗体検査や遺伝子配列の解析などを追加した今後の報告を注意して見守る必要があります。

Q ワクチンは開発されますか？ 接種すれば新型コロナウイルス感染症は発症しませんか？

A 世界中の研究機関がワクチンの開発をはじめていますので、おそらく来年には日本でもワクチンが使われる体制が整うと思います。ワクチンにはおそらくある程度の効果（感染予防や発症予防）が見込まれますが、ワクチンを打つかどうかは、一時的な効果だけではなく、さまざまなことを考慮して決めるべきだと思います。私がそのように考える理由をいくつかあげてみます。ワクチンに関するページ（２１０ページ）も参照してください。

1＝新しく登場するワクチンになるので、効果自体がどの程度なのか、効果がどの程度続くのか、副作用（とくに長期の）が出るのかどうかなどの基本的な情報がまったくない。

2＝長期的に考えて、必ずしもウイルス感染症を防ぐことがいいことではない。

3＝ウイルス感染症を予防する方法はワクチンだけではない。

4＝ワクチンを打つ、打たないことを決める主体は個人にある。

いずれにしても、強制的に摂取が強要されることがないことを願っています。

Q 新型コロナウイルス感染症には、ＨＩＶ治療薬が効くというのは本当ですか？

A 新型コロナウイルス感染症の一部にＨＩＶ治療薬が効くのは、ウイルスにＨＩＶの遺伝子が組み込まれているからではなく、この薬がプロテアーゼ（たんぱく質分解酵素）阻害剤だからだと思います。プロテアーゼ阻害剤はあらゆるウイルスに効果を発揮する可能性がありますが、一般に副作用もとても強くなります。

新型コロナウイルスは感染力が強く、市中感染では、感染に気づかないままに人にうつしている可能性が高い

今回の新型コロナウイルスについて、連日、ニュースや報道番組、ネットなどでさまざまな情報が流れています。そこでは、強い不安を煽るようなものから、期待を込めて楽観視するものまであります。また、感染対策としてのマスクの効果までも含めて、その説明や主張には、大きな食い違いが見られます。また、ほかのウイルスの特徴を、今回の新型コロナウイルスを含め、すべてのウイルスがそうであるような考え方や表現も見られ混乱しています。

ウイルスとしての「新型コロナウイルス」は、医学的には、「SARS‐CoV‐2＝SARSコロナウイルス2」と呼ばれています。2002年から2003年に流行したSARSと紛らわしいので、本書では、単に「新型コロナウイルス」として説明していきます。

そして、この新型コロナウイルスによる感染症、つまり感染によりおこる病気を「新型コロナウイルス感染症」（COVID《コヴィッド》‐19《ナインティーン》）と言います。

まずはじめに、新型コロナウイルス感染症はインフルエンザに比べても、それほどに恐れ

る感染症ではない、と私は今も考えています。健康な人には症状が見られないか、あっても強い風邪程度であるということです。感染した当人が感染に気づかないまま、人にうつしていることが不安感を加速させていますが、これは通常の感染症でもよく見られることです。

しかし、すでにパンデミックの状態でもあり、通常の風邪とは異なる特徴もありますので、普段以上の注意は必要な段階です。

そこで、現時点での新型コロナウイルスの重要な情報をまずまとめます。新しく出現したウイルスですのでまだまだ不明な点も多く、私見も入っていることに注意してください。また、今後状況が変わるかもしれないということは、お伝えしておきます。

1＝感染力が強い。

2＝ほとんどの人は、このウイルスに対する免疫をもたない。

3＝1、2のため、世界的に広がっている。

4＝世界全体の致命率（致死率）は、0・1〜3％ほどと思われる（国、地域により異なり、医療崩壊がおこらなければになる＝調査途中につき、数字は変わる可能性がある）。

5＝通常の健康な人にとっては、症状の強い風邪程度の感染症である。

6＝免疫力、抵抗力にリスクがある人は感染率、致命率ともにとても高くなる。

7＝小児（20歳未満）では患者数、致命率ともにとても低い。

8＝一般病院や診療所では、今のところ、新型コロナウイルスの診断を確定できない。
9＝今後、日本での市中感染の拡大（つまり流行）を防ぐことは不可能。
10＝正しい知識と理解をもって適切な対策、行動をおこすことが必要。

まずは要点を箇条書きにまとめましたが、足りない分をいくつか補足します。

新型コロナウイルス感染症の致命率と、感染リスクの高い人

致命率とは、病気になった人の死亡する割合のことです。それぞれがもつリスク（健康状態、衛生環境、栄養状態、国、気候……）などにより大きく異なりますが、今回の新型コロナウイルスは、パンデミックをおこす新規の感染症として、致命率0・1〜3％というのは、ウイルス学的には高くない値なのです。

日本ではPCR法で、発症者しか検査されていませんので、2％ほどの致命率ですが、無症状で感染している人も相当数いるでしょうし、それを加味した抗体検査では、最終的には0・1％（インフルエンザと同等）程度かそれ以下になると思われます。しかし、0・1％でもたとえば1000万人が感染すれば、1万人もの人が亡くなることに注意してください。

ただし、通常のインフルエンザでも2000年以降、年によっては日本だけで3000人

以上亡くなっています。さらに、直接報告されなくともインフルエンザに関連する死亡（超過死亡と言います）は毎年1万人ほどと見積もられています。

2020年5月20日現在、アメリカでは9万人以上、イギリス、イタリアでは3万人以上が、新型コロナウイルス感染症により亡くなったと衝撃的に伝えられます。が、アメリカ一国だけで、昨シーズンは約6万人、今シーズンも2万4000人～6万2000人がインフルエンザで亡くなることが推定されています（アメリカのCDC＝疾病対策予防センター＝が公表する2019～2020年の推計値）。

大切なことは、通常の風邪でも免疫力や抵抗力が落ちていれば亡くなるということです。インフルエンザ、そして新型コロナウイルスは感染力、症状が強い風邪なので、おのずと致命率が高いのですが、いっぽうで特別なウイルスではないことも理解してください。

また、5で示した「通常の健康な人」とは、病気をもたず普通に生活しているいわゆる一般の人になります。これに対して、6で示した「免疫力、抵抗力にリスクがある人」とは、具体的には高齢者や基礎疾患をもつ人（心血管疾患、高血圧症、糖尿病、肺疾患、がん、免疫抑制剤を使用している人など）であり、寝たきりの人、施設に入っている人、病後の人なども含みます。

高リスクの人は、これまでの重症肺炎をおこすコロナウイルス（SARS＝重症急性呼吸器症候群、MERS《マーズ》＝中東呼吸器症候群）、そしてインフルエンザでも、まったく同様の傾向が見られます。

最初の症状は、一般的な風邪と同じ

そのうえで、新型コロナウイルス感染症の特徴的なことを示します。


1＝症状のはじまりは一般的な風邪と同じ。

2＝通常の風邪に比べ、高熱の持続と呼吸困難（呼吸苦）、倦怠感が見られやすい。

3＝感染経路は今のところ飛沫感染と接触感染であると考えられる。

4＝基本再生産数（ひとりの感染者が他人に感染させる人数）は2〜3ほどと推定される。

5＝潜伏期間は1〜14日とされ、多くは5〜6日と思われる。

6＝感染症状がない不顕性感染を高率で認める。


これらの特徴を、より詳しく説明していきます。今回の新型コロナウイルスのはじめの症状は、発熱、せき、倦怠感、頭痛、関節痛・筋肉痛、悪寒などで通常の風邪の症状とまったく区別できません。味覚障害や臭覚障害が初期の症状として見られることもあります。

そのいっぽうで、肺炎を非常に高率に合併するのが最大の特徴ですので、経過が長くなり、発熱の持続、呼吸困難（呼吸苦）、強い倦怠感（だるさ）の症状が出る場合に感染が疑われます。重要なポイントをあらためて示します。

◉通常の健康な人にとっては症状がないか、あっても強い風邪程度の感染症（1週間ほどの経過）である。
◉免疫力、抵抗力にリスクがある人は感染率、致命率ともにとても高くなる。
◉20歳未満、とくに小児では患者数は少なく、致命率もとても低い。

強い感染力。感染経路は飛沫感染と接触感染

感染経路は感染の予防や対策を考えるうえで重要です。今回の新型コロナウイルスの感染経路は、今のところ飛沫感染と接触感染であると考えられます。いずれも口や鼻の粘膜を通して感染することが重要です。

飛沫感染とは、感染者の飛沫（くしゃみ、せき、つばなど）によりウイルスが放出され、他人がそのウイルスを口や鼻から吸い込むことで感染することです。いわゆる3密（密閉空間、密集場所、密接場面）の状態、たとえば屋内や車、電車などの公共交通機関で距離が十分にとれない状況で、他人と一定時間いるときがリスクになります。

接触感染とは、感染者の飛沫が直接、あるいは飛沫がついた手でまわりのものに触れるとウイルスがつき、他人がそのものを触るとウイルスが手につき、その手で口や鼻を触って粘膜から感染することです。電車やバスのつり革、ドアノブ、スイッチなどが代表ですが、そのほかあらゆる触れる部分がリスクになります。

「飛沫が空気中で混ざり合ってエアロゾルを形成し、これを吸引して感染する……」といった「エアロゾル感染＝空気感染の可能性」が指摘されていますが、私は、これは空気感染ではなく、飛沫感染に相当すると考えています。

今回の新型コロナウイルスでは、今のところ空気感染は、おそらくないと考えられます。空気感染するウイルス（たとえば麻疹《ましん》や水痘《すいとう》）の場合、感染力はとても強いことになります。

ひとりの感染者が6人以上にうつす場合も

先に4（31ページ）でふれた基本再生産数とは、R_0（アールノート）と呼ばれ、ひとりの感染者が周囲に感染させる数（二次感染者数）で、感染力の目安となる値です。今回の新型コロナウイルスのこれまでの報告では1・4～6・6（人）で、最終的には2～3（人）になると予想されます。ほかのおもな病原体のR_0推定値は次のようになります。

●麻疹　12～18　●百日ぜき　12～17　●水痘　8～10　●風疹　6～7
●おたふく風邪　4～7　●天然痘　5～7　●季節性インフルエンザ　2～3
●HIV　2～5　●SARS　2～5　●MERS　0・8

ですから今回の新型コロナウイルスはインフルエンザと同等か、少し強い感染力と考えられます。なお、ウイルスの排出は発症から3～4日がピークと考えられていますが、その後どれくらい排出期間が続くのかはまだはっきりしていません。

症状の出ない潜伏期間から人にうつすウイルスを排出している

また、5（31ページ）でふれた潜伏期間とは、感染してから発症までに要する症状が出ない期間のことで、感染管理や二次感染予防にとても大切な情報です。今のところ今回の新型コロナウイルスの潜伏期間は1～14日で、多くは5～6日ほどと考えられています。

さらに重要なことは、発症前（症状が出る前）の潜伏期間から、すでに人にうつすウイルスを排出していることがあきらかになっています。

感染症状がなく、人にうつしている可能性（不顕性感染）がある

さらに6（31ページ）でふれた不顕性感染とは、感染はしたが症状を示さない（つまり発症しない）感染のことを言います。今回の新型コロナウイルスでは、不顕性感染が見られ、それもかなりの高い率（場合により50％近くか）になる可能性があります。

不顕性感染が多いということは、逆な言い方をすれば、症状が出ないまま自然に治っているということですから、軽症例が多いということになります。いっぽうで、知らないまま感染している可能性があることになりますし、知らないまま人にうつす可能性もあるということになります。不顕性感染では、通常は病院にかかることもなく、検査を受けないわけですから、これが多い場合は、流行の全体像の解析（発生数、致命率、重症度など）や二次感染予防、つまり、感染のコントロールがとても難しくなります。

●不顕性感染者も感染者と同等のウイルス量を排出

最大の問題は、不顕性感染の程度の軽い感染者が他人にうつす力をもつかどうかということなのですが、発症者と同等に人にうつすであろうということがはっきりしました。

◉市中感染の爆発的患者急増（オーバーシュート）の引き金に

症状がない場合は感染しているか、していないかわからないので、知らないまま感染している可能性があることになりますし、知らないまま人にうつしている可能性もあるということになります。症状で感染の有無の区別ができないわけですから、症状のある人だけに対応や対策（外出禁止など）をしてもあまり意味がないことになります。つまり、中国の武漢市のように、おとなを含めたほとんどすべての人の活動を強制的に停止しない限り、感染の拡大を防ぐことはできないということです。

◉感染した人すべてが、同等にうつすわけではない

また、感染した人の全員が同等にうつすわけではないと考えられています。ある特定の人がとてもたくさんの人にうつしている可能性があり、その人はスーパースプレッダーと呼ばれます。感染を拡大している人は思ったより限られているのかもしれません。スーパースプレッダーの特徴は、元気であり、症状もないか、あっても軽症であることが多いのです。

新型コロナウイルスをもらわない、うつさないために。個人でできる感染予防の要は3つ。マスク、手洗い、腸内細菌を元気にする生活

私は、ウイルスを研究してきた人間として、新型コロナウイルスは、ウイルス学的な特徴からは必要以上に恐れを抱かないでいいと説明してきました。

しかし、急速に感染者が増大すれば、医療制度や施設、マンパワーなどの面で医療崩壊につながります。イタリアの例を見ればわかるとおり、医療崩壊がおこれば致命率が跳ね上がります（本来救えるはずのいのちも、救えなくなる可能性が出てきます）。

そこで、まずは一般家庭での新型コロナウイルスの感染予防（感染をもらわない、うつさないこと）について私なりの考え方をまとめていきます。

ここでは、「一般家庭で、感染者がいない場合」から考えていきます。個人での感染予防、つまり、ウイルスをもらわない、うつさないための要点です。基本的な考え方や対処法は、毎年流行する季節性インフルエンザとほぼ同様になります。まずは要点を箇条書きで示し、

そのあとに解説を補足で追加します。

1＝外出時はマスクを着用する。
2＝マスクがない場合は、せきエチケットを守る。
3＝手洗いをする。
4＝うがいについては、ほとんど効果は期待できない。
5＝とくにハイリスクの人は、外出自体を最低限にする。
6＝多数の人が集まる場所、集会にはなるべく行かない。集会の開催も自粛する。
7＝最大の予防は普段から免疫力、抵抗力を上げておくこと。

あたりまえのことと思われるかもしれませんが、以下の補足を見ていただくことで、さまざまなことの理解が深まると思います。

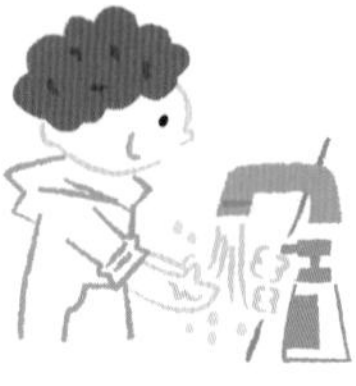

マスクは有効。ウイルスは高湿度に弱いものもある

何よりも、感染した人から飛んでくる病原体の予防になります。マスクに効果がないという意見も見られますが、結論を簡潔に述べると、完全ではありませんがマスクは有効です。

ウイルスはものすごく小さいので、一般的なマスクの穴は大きく、サイズ的には防御効果はないも同然に簡単に通り抜けるでしょう。マスクにはさまざまな種類があり、結核の感染防御に使うもっとも編み目の細かいもの（N95マスク）でも、通り抜け可能と考えられます。

しかしながら、マスクに感染予防の効果がないかというとそうではありません。ウイルスのほとんどは粘膜を介して感染します。おもな感染経路は飛沫感染と接触感染、まれに空気感染になりますが、いずれも最終的には粘膜を介した感染になります。

今回の新型コロナウイルスは今のところ、感染経路は飛沫感染と接触感染で、空気感染はないと考えられています。その場合、マスクには、飛沫感染のリスクを減らす効果はあきらかにあります。マスクによって、感染者がつばや分泌物を飛び散らしたり、感染していない人の口などに直接入ったりするのを防ぐことになるからです。

もし、マスクの着用がない状況で、せきをする場合にも、ハンカチ、袖などで口や鼻をおさえる、せきエチケットを守りましょう。

もう一点、マスクには別な視点での感染予防効果が期待できます。マスクは、サイズ的にはウイルスの侵入を防ぐことはできませんが、着用することでマスク周囲の湿度が高くなることにより感染を防ぐ効果も期待できます。実際、インフルエンザウイルスは高湿度に非常に弱く、これにより感染を防ぐ効果が高いと思います。新型コロナウイルスが湿度に弱いかどうかの結論はまだ出ていません。

また、マスクによって湿度を高くすることにより、気道（のどや気管など）の粘膜を保護する作用も期待できるかもしれません。

気をつけたいのは、マスクをしているからと安心し、マスクを外側から触ったりしないようにすることです。触ることで、手からの接触感染の可能性が高まります。

手洗い、手の消毒は有効

私は、通常の日常生活ではなるべく不自然なことをせずに、粘膜や環境の防御が大切であると考えています。つまり、手洗いも消毒も必要最小限にとどめています。また、ドアノブなどの消毒も普段は行っていません。

健康な人は心配しすぎないことが大切なのですが、現代人の多くが（常在菌などの）バリアをすでに失っていることや、感染症の第二波や第三波を考えると、通常以上の注意と対策は必須になります。

その点で、手洗いや消毒は、ウイルスの接触感染を防ぐのにとても有効です。皮膚は粘膜ではありませんので、傷がない正常な皮膚は、特殊な病原体でなければほぼ完璧に感染（からだへの侵入）を防ぎます。

接触感染では手を介した接触がもっとも多くなります。手にはついたが、それが感染する前に手を洗う、消毒することは感染を防ぐことになります。

手洗いは、流水だけで行う場合は十分に時間をかける必要があります。通常は石けんを使って洗うことになると思います。ウイルスに石けんが無効であるという意見も見られますが、今回の新型コロナウイルスはエンベロープ（64ページ）をもつウイルスですので、石けんも有効でしょう。

いっぽう、消毒液の効果については間違った理解、意見がたくさん見られます。たとえば、「ウイルスは生物ではないので、消毒液は効かない」というのは間違いです。ウイルスにはたくさんの種類があり、それぞれの構造や大きさなどにより消毒液の効果に大きな違いがあります。一般的にアルコールはほとんど効きませんが、高濃度の次亜塩素酸（家庭用漂白剤などの成分）は、エンベロープをもたないノロウイルスなどへの効果があります。

今回の新型コロナウイルスは、インフルエンザと同じエンベロープをもつ比較的大型のウイルスですので、重要なことは、石けんやアルコールにはある程度の効果があると考えられることです。ですから、感染予防の基本として、「石けんで手をよく頻回に洗い、さらにアルコールで消毒する」という方法が推奨されているのです。

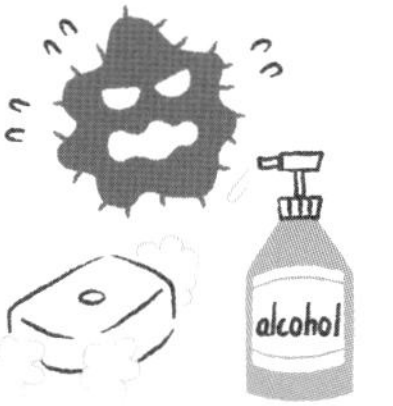

気をつけたいのは、手の洗いすぎや、消毒しすぎること。かえって、感染のリスクを高める可能性も。最大の防御法は、普段から免疫力を高める暮らし方をする

しかし、そのいっぽうで、手洗いをしすぎる、石けんを使いすぎる、消毒をすることで、むしろ感染のリスクを高くするという考え方もあります。つまり、

「手を洗い、消毒するほうがいいのか？」

「手をあまり洗わず、消毒もしないほうがいいのか？」

どちらが正しいのでしょうか――と言うと、じつはどちらも正解なのです。ものごとは観点が違うと考え方も結論も変わってしまうのです。消毒するということは、病気をおこす病原体（今回の場合は新型コロナウイルス）を積極的に攻撃して排除して防ぐという観点です。もちろん、ウイルスがいなくなれば、それによる病気にはかかりません。

しかし、いっぽうで過度な石けんの使用や消毒をしすぎることは、皮膚自体や皮脂、皮膚の常在菌には大きなダメージになります。さらには手荒れなどにもつながるため、むしろ感染のリスクを上げる場合もあるのです。

手だけでなく、まわりのものの消毒では、環境（空気、水、土、そのほか）の常在菌や生態系を破壊していることにもつながります。

つまり、病原体の感染予防や、あらゆる健康にとって、通常の皮脂や常在菌がとても大切であるという観点からは、なるべく手洗いや消毒をしないほうが自分の防御力を上げるという考えになります。

免疫力、抵抗力を上げるためには微生物が重要

自分の防御力を上げれば、感染症やほかの病気にもかかりにくくなりますし、人にうつすことも少なくなりますし、環境にも悪影響を与えません。

本来、自分のからだの内も外も微生物だらけであり（人の細胞は約37兆個、腸内細菌は約100兆個）、人はそれらの微生物と共存している生物です。そして、強調しておきますが、それらの微生物が人の健康にとってもっとも大事なのです。

自分のからだを守るのが免疫の働きですが、この免疫のシステムは、生まれてから毎日毎日、自分の身のまわりの微生物とコミュニケーションをとりながら成長、完成、成熟していくのです。

上下水道などの衛生管理がない時代の健康上の最大の脅威は感染症でした。ですから人類

は感染症の脅威に立ち向かうためにさまざまな方法を編み出してきました。

公衆衛生、抗生剤、ワクチン、消毒薬、石けん、洗剤、抗菌グッズ……。現代人の多くは生まれたときからとても清潔な環境におり、抗生剤やワクチンをよく使用し、身のまわりの滅菌・除菌につとめています。まるで菌やウイルスがひとつもいないことが現代的であり、清潔であり、健康にもいいという考え方が主流になっています。

身のまわりの微生物を排除すると、バリア機能を失う

身のまわりの微生物をなくすことは、自分のバリアを失うことであり、ちょっとした軽い感染や新規の感染症に対して免疫力、抵抗力を失ってしまうのです。これが失われたことによる免疫系の機能異常が、新しい感染症の出現とその対応能力が低下している最大の理由——と私は考えています。最低限の公衆衛生はとても大事なのですが、過剰な微生物の排除が新たな感染症を含め、アレルギー、自己免疫疾患、発達障害、がんなどのあらゆる病気や障害という新たな病気を生み出しているのです。

では、実際にどう行動すればいいかですが、まず、以下の場合は、普通に（石けんと流水で）手洗いをします。

●外出から帰宅したとき。
●食事をつくる前や食べる前。
●トイレのあと。
●あきらかに汚れた場合……など。

万一、感染症状がある人と接触した、病原体がついていると思われるものに触れた場合はアルコールなどを手にすり込む方法で消毒をしてもいいでしょう。あるいは、天然成分のもので同等の効果のあるものを使うのもいいでしょう。一般に皮膚に対する効果がマイルドなものは環境にもやさしいのですが、消毒効果もマイルドです。

口の消毒や、うがい薬は粘膜を傷める可能性がある

消毒液を使ったうがいをしても、表面の菌やウイルスにしか効果はなく、また完全に除去することはできませんので、うがいの感染防止効果はほとんどないと思います。たくさんある消毒液のなかで粘膜（口の中）に使えるのはポビドンヨード（商品名＝イソジンなど）くらいしかありません。ポビドンヨードは殺菌効果や抗ウイルス効果はあるのですが、粘膜を傷め、常在菌や環境にも大きな影響を与えますのでおすすめできません。

うがい薬であるアズレンスルホン酸ナトリウム（商品名＝アズノールなど）は、炎症をおさえる作用はありますが、抗菌、抗ウイルス効果はありません。市販のマウスウォッシュなどを多用することも添加物などの理由から同様におすすめできません。

最大の対策は、腸内細菌を元気にする生活

最大の対策は普段から免疫力、抵抗力を上げておくことにつきます。これに関しては、本書のｆｉｌｅ．２以降で詳しく述べていきます。すべては腸内細菌を元気にする生活に集約されるのですが、簡単には以下のような暮らし方を大切にしたいものです。

- 水分をよくとる（食事以外のときに）。
- よい塩（ミネラルが多い天日海塩がいいでしょう）をとる。
- 唾液をたくさん出すようにする。
- 食べすぎない。
- 地産地消で旬のものをとる。
- 精製食品、加工食品をとらない。
- 食物繊維をとる。

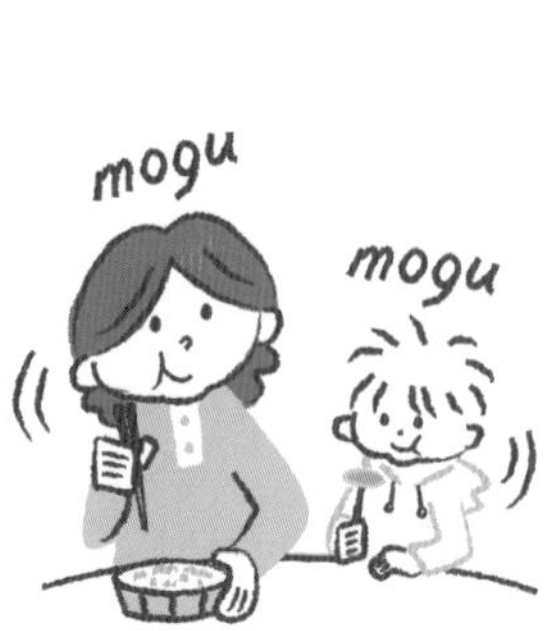

●発酵食品をとる。
●よく噛《か》む。

そのうえで、できるだけ摂取を控えたいものとしては、砂糖、牛乳、小麦、油もの全般、食品添加物、化学調味料、遺伝子組み換え食品……。そして、放射性物質なども避けたいものです。

生活面では次のようなことを心がけたいものです。

●体温を高める（適度の運動も含めて）。
●口呼吸をしない。
●よく睡眠をとる。
●ストレスをためない。
●よく笑う。
●日光にあたる。
●土（微生物）に触れる。
●禁煙する。

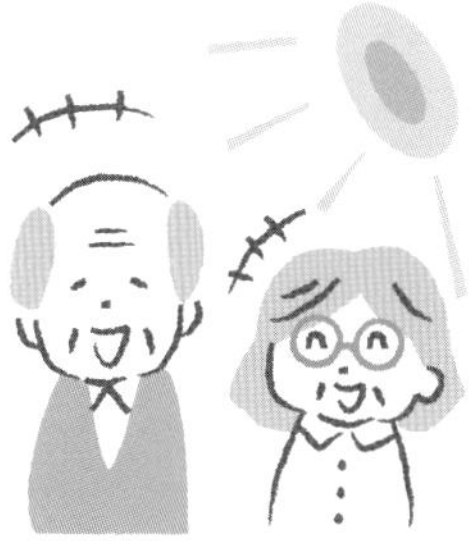

感染症に限らず、本来病気にならないためには日常生活（食事、生活、メンタル）がすべてになります。

「新型コロナウイルスが爆発的な感染期となったから……」

「インフルエンザが流行しているから……」

と、行動するのではなく、普段から生活を整えておくことがとても大切です。

万一の場合、いつ、医療機関を受診すべきか？発熱よりも、呼吸困難、倦怠感、水分がとれない……などの症状があらわれた段階で受診する

次に、予防ではなく、もし、「家族内で新型コロナウイルスへの感染が疑われた人がいる場合」の対応について、考え方をまとめます。

感染予防と同様に、基本的な考え方や対処法は、毎年流行する季節性インフルエンザとほぼ同様になります。厚生労働省や、各自治体が公表している対応と大きな違いはありませんが、部分部分で、私なりの考えや、対応策の違いもありますので、まずは要点を箇条書きで示し、そのあとに解説を補足で追加します。

1＝まずは自宅で待機する。
2＝すぐに病院に行かない。
3＝症状が強い場合は病院を受診する。
4＝薬は原則として使わない。

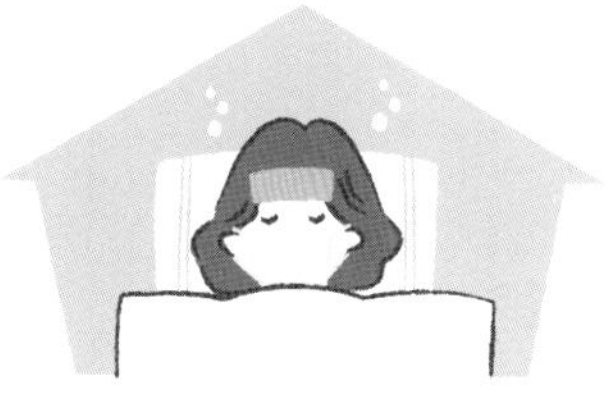

5＝自宅では基本は安静にし、水分とミネラルを十分に補給する。
6＝家族内の感染が疑われる人の隔離。
7＝感染が疑われる人が触れた部分の消毒。

まずは原因に関係なく自宅待機

感染症の流行期に発熱、せき、下痢などの感染症状を認める場合は、子どもたちは園や学校を休ませましょう。おとなも職場への出勤は控えます。解熱剤や市販の感冒薬を飲んで一時的に症状をおさえて出勤、登校することは厳に慎んでください。症状をなくすことは感染症を治すことではなく、人にうつすことを防ぐことにはなりません。

まずは原因に関係なく休むのが原則です。これが、人に感染を広げることを防ぎ、流行の拡大を阻止するもっとも効果的な方法です。これを徹底しないことが感染拡大の最大の原因です。とくに流行期には、インフルエンザでも新型コロナウイルスでも、ほかの風邪のウイルスでも原因は問いませんし、すぐに区別する必要もありません。

感染が疑われるときに無理をして通勤、通学することは感染を拡大させるだけであり、美徳でもなんでもなく、他人や学校、職場、社会に迷惑をかける行為とも言えます。原因にかかわらず、熱やせき、下痢など、感染症の症状がなくなってから数日はまず休みましょう（インフルエンザでは2〜3日ですが、新型コロナウイルスのように状況が不透明な場合は、職場や学校などと相談して決めましょう）。

この間は自宅待機ですので、通勤、通学だけでなく、病院も含め、そのほかの外出も控えるということです。軽症であれば、すぐに病院の受診も必要ありません。

今回の新型コロナウイルスにかかわらず、毎年、インフルエンザなどの流行も見られるのですから、仕事は、普段から自分が休むときの対応、対策を職場と相談して考えておきましょう。現代は自宅でもできる仕事がたくさんありますし、会議であってもネットでできるようになりました。もちろん経過がよくない場合は、感染予防対策（感染症をもらわない、うつさない）を最大限にとりながら、病院を受診します。

すぐに病院に行かないことの大切さ

通常の健康成人や小児は、熱や軽い症状ですぐに病院を受診したり、させたりしないようにしましょう。同様に園や学校、職場はすぐに病院の受診や検査をするように指導してはいけません。風邪だから、インフルエンザだから、新型コロナウイルスの心配がありはしないか……と、診断してもらわなければならない、報告しなければならないなどの対応はあきらかな間違いであり、そのような決まりが、感染を拡大させ、同時に医療体制へ大きな負担をかけ、結果、医師を疲弊させ、医療費を増大させています。次の3つからあらためましょう。

◉軽い症状でもすぐに病院にかかる、薬をもらう。
◉心配だから念のため病院を受診しておく。
◉診断のために、何度も病院を受診する。

これらを控えたい理由は、どのウイルス感染症も発症してすぐに受診しても正しい診断はできませんし、通常の経過であれば治療も必要ありません。また、今のところ、新型コロナウイルス感染症をすぐにその場で診断できる一般病院はありません。

インフルエンザウイルスの検査は、通常の医療機関なら15分くらいで診断できますが、発症後約1日経過していない場合はかなりの確率で結果を間違えます。

また、ほとんどのウイルス感染症は、すぐに病院を受診し、検査を受ける必要はありません。

さらにつけ加えると、たとえ、診察を受け、検査を行ったとして、検査が陰性であったとしても、症状があれば登校や出勤することも絶対に控えるべきです。検査の正確性の問題もあります。不顕性感染の可能性もあるでしょう。こうした行為が、あきらかに感染を拡大させています。つまり、病院や学校、職場などでうつし合っているのです。

リスクの高い人はより柔軟に考える必要がありますが、ウイルス感染症には根本的な治療法はなく、たとえばインフルエンザでは、早くに病院を受診したり、薬を飲んだからといって救急対応が必要な、いのちにかかわるような状態（インフルエンザ脳炎・脳症、サイトカインストームなど）を予期したり、防いだりすることはできないことが、最新の論文でも示されています。発症してすぐに受診しても感染をうつし合う結果になりかねません。同様に、病院を受診するメリットには次のようなものくらいしかありません。

●経過が長いときや重症化（肺炎など）が疑われる場合の判断や処置ができる。
●脱水に対する点滴、対症療法薬（せきや痰の薬）の投与ができる。
●場合により抗ウイルス薬の内服や入院などの処置がとれる。

今後、日本でどのようになるかはまったくの不明ですが、ＣＣＤＣ（中国疾病管理予防センター）の『Chinese journal of Epidemiology』誌オンライン版＝２０２０年2月17日号には、その当時、中国で感染が確定した新型コロナウイルス感染症全症例（４万４０００例以上）の報告の要約がありました。それによれば、高齢者と基礎疾患のある場合には、厳しい予後となる可能性もうかがえました。

●発症者の15％弱が中等症（入院が必要）。

◉5％弱が重症（ICU＝集中治療室での管理が必要）。

◉全体の致命率は、2・3％で、60〜69歳では3・6％。70〜79歳は8％、80歳以上では14・8％と、年齢層が上がるほど致命率が高い。

◉基礎疾患がある場合の致命率も高い。心血管疾患がある場合は10・5％、糖尿病7・3％、慢性呼吸器疾患6・3％、高血圧6％、がん5・6％の致命率だった。

◉逆に、19歳以下の致命率は0・2％で、わずかに1例のみ。


今後、日本で新型コロナウイルスの感染が急速に拡大した場合に、それにともなって中等症以上の患者さんも増大します。このような状態で、軽症の人が病院に殺到した場合、あっという間に病院の機能は麻痺、停止、つまり医療崩壊につながります。

どういった場合に医療機関を受診するか

では、どのような場合に病院を受診すればいいかの目安を示します。まず、厚生労働省ではホームページの「新型コロナウイルスに関するQ＆A」で、次のように指導しています。

◉息苦しさ（呼吸困難）、強いだるさ（倦怠感）、高熱等の強い症状のいずれかがある場合。

●重症化しやすい方で、発熱やせきなどの比較的軽い風邪の症状がある場合。
※「重症化しやすい方」とは、高齢者をはじめ、基礎疾患（糖尿病、心不全、呼吸器疾患など）がある方や透析を受けている方、免疫抑制剤や抗がん剤などを用いている方。
●発熱やせきなど比較的軽い風邪の症状が続く場合（4日以上続く場合は必ず相談）。
※当初は、「37・5度以上の発熱が4日以上続く」とされていた部分を5月8日に変更。

また、受診前に各都道府県が開設している帰国者・接触者相談センターや保健所に電話し、そこですすめられた医療機関を受診するように指導しています。

新型コロナウイルス感染症は、指定感染症となったため、その結果実施したＰＣＲ検査で陽性となった場合は、はじめは入院措置が必須でした。現在では、今後の患者数と重症患者の増加が見込まれることから、医療崩壊を防ぐためにこの縛りがなくなりました。重症患者への対応を優先するために、無症状や軽症者は指定のホテルなどの施設や自宅など、病院以外での療養がすすめられています。

そのうえで、私の考えを示します。

今回の新型コロナウイルスは、ほとんどが軽症で経過すると思われますが、あきらかに一部に重症化する可能性のある感染症です。ほかの感染症でも軽症な場合には病院を受診しないのが原則ですが、自宅待機とは、決して状態が悪いときに無理をすることではありません。同時に、すべてを自然の経過に合わせて、何もしないことがよいことでもありません。基本は自然に治る力である自分の自然治癒力を使い、必要に応じて薬や西洋医学を上手に利用することが賢い選択になります。つまり、入院が必要な状態になりそうな症状を見逃さずに、適切な時期に受診するのがいいと思います。

呼吸困難や意識障害の場合は、救急車を呼んでも受診する

この「適切な時期」とは、熱や症状の出た期間などではなく、以下の症状がある場合と私は考えます。

●呼吸困難の症状がある（はじめは労作時に出てくるので、それを見逃さない）。
●倦怠感が強く、ぐったりしている。
●水分がとれない。十分なおしっこが出ない。

とくにリスクのある家族については、いつも以上に状態の変化に注意してください。もちろん緊急の場合（呼吸がおかしい、意識がないなど）は救急車を要請してください。

自宅で待機しているときの過ごし方。ウイルス感染症には根本的な治療薬がない。通常の免疫力があれば、自然に治る

そして、薬に頼ることも期待できません。ほとんどのウイルス感染症は、根本的な治療薬がありませんし、通常の免疫力があれば、薬を使用しなくても自然に治ります。今回の新型コロナウイルスも同様です。いっぽうで、中国ではすでに効果の報告が伝えられるなど、さまざまな情報が飛び交っている日本の製薬会社が開発した抗ウイルス薬、ファビピラビル（商品名＝アビガン）については、のちほど説明します（77ページ）。

では、自宅で待機しているときなどには、どのように対処すべきかです。まずは、ウイルス感染症では、抗生剤も解熱剤も使わないようにしましょう。

抗生剤は細菌感染症の治療に使うもので、ウイルス感染症にはまったく効果がありません。感染を防御したり、免疫の働きを調節したりしているのは、体内にある常在菌、とくに腸内細菌になります。抗生剤は効果がないどころか、この正常な常在菌に深刻なダメージを与えます。

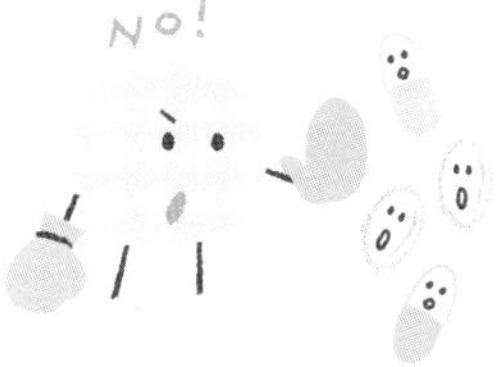

したがって、抗生剤はウイルス感染に加え、細菌による重複感染が疑われる場合（まれです）以外は使用しないほうがいいのです。

ただし、入院した場合や、ＩＣＵでの管理が必要な場合は、通常はあたりまえのように使用されますが、管理上の問題や入院中の細菌の重複感染を防ぐための処置として、これはやむを得ないでしょう。

解熱剤は使わない。発熱はからだの免疫反応を高めるため

解熱剤も使用してはいけません。発熱とは、感染に対する防御反応です。からだは体温を上げることにより、病原体を弱らせ、免疫力を上げて対処しています。ほとんどのウイルスは低温にはものすごく強いのですが、高温には弱いのです。

いっぽうで、体温が上がるにつれ免疫力は増強します。つまり、発熱は病原体によるものではなく、からだの免疫反応を高めるためなのです。せっかく上げた免疫力を解熱剤で下げる必要はないし、下げてはいけないのです。

ですから、むしろデメリットになりかねません。インフルエンザのときに、インフルエンザ脳炎・脳症やライ症候群、サイトカインストームなどの生命の危機や重篤な後遺症につながるような合併症をおこすのは、解熱剤や治療薬などによる影響で、免疫系の正常な反応を

阻害し、病気が自然に治る過程を阻害するためにおこる可能性が強く疑われています。

独立した寝室で過ごし、家族は手袋とマスクが必須

基本は安静にし、水分とミネラルを十分に補給することになります。免疫力、抵抗力を上げる方法は、先にもふれましたが腸内細菌を元気にすることです（105ページ）。

そのうえで、家族内の感染が疑われる者の隔離と対応についてはどのようにすればよいのでしょうか。

残念ながら、日本での新型コロナウイルス感染症に対する詳細な対応マニュアルは、まだ得られていませんが、アメリカのCDC（疾病対策予防センター）や、WHO（世界保健機関）の感染対策ガイダンスを翻訳し、まとめている日本語のサイトがあります。「COVID19医療翻訳チームからの発信」（https://covid19-jpn.com/）というもので、とても参考になります。国際標準にしたがった管理を知りたい人は、こちらも参考にしてください。

概してすべてのガイダンスがとても詳しく、細かく、さまざまなケースに対する家庭での対応を具体的にまとめており、私が考えるよりも少し厳格な管理方法になっています。たとえば、居住環境の適切性について考慮すべきこととして、以下の事項を示しています。

〈居住環境について〉
●患者が直接ほかの人と接触することなく、回復できる独立した寝室がある。
●食料やそのほかの必需品を入手するための援助がある。
●患者およびそのほかの家族などは、適切な推奨される個人用防護具（少なくとも手袋とマスク）が入手でき、在宅ケアまたは隔離の一環として推奨される予防措置（例＝せきエチケット、手指衛生）を順守することができる。

ただし、家庭内に新型コロナウイルス感染症による合併症のリスクが高い人（65歳以上の人、妊娠中の女性、免疫不全の人、心臓、肺、腎臓などの慢性疾患の人）がいる場合は、自宅での待機はいっそうの注意が必要です。

こうした記述の要点は、おおよそ次のような趣旨となります。

〈患者本人の過ごし方〉
●受診以外は家から出ない。
●可能なら換気可能な個室を確保する。
●食事を含め、部屋からもなるべく動かない。
●マスクを着用し、手を頻回に洗う。

●ほかの家族と生活用品（服、食器、タオル、寝具など）を共有しない。
●入浴は家族のなかで最後にする。
●常用薬などは家族に病院にとりに行ってもらう。

〈介護者の対応の仕方〉

●介護者はできるだけ固定する（特定の人が見る）。
●訪問者の受け入れは禁止する。
●患者の症状を観察する。とくに、重症化や急変のサインを見逃さない。
●患者と接触するときは、手袋と使い捨てマスクをつける。
●何かに触れたら手を洗う。
●手を洗う前に目、鼻、口を触らない。
●患者がよく触る場所を毎日そうじし、消毒する。
●洗濯は徹底的に行う。石けんが有効。

新型コロナウイルスは、インフルエンザウイルスと同じく大型のウイルス。遺伝子の変異がおこりやすく、進化するスピードも速い

ここまで、現在進行形でおきている新型コロナウイルス感染症について、私なりの考えを記してきました。さらなる対策を考えるうえでは、ウイルスそのものを理解いただくことがとても大切なことです。そこで、この項では、「そもそもウイルスとはなんなのか？」というところから、新型コロナウイルスについてのより詳しい特徴や症状をまとめました。

ウイルスとは、ひとことで説明すると、「遺伝子（からだの構造や機能の設計図）をもち、ほかの生物に感染するとても小さな構造体」になります。

ウイルスは、生物の最小単位を遺伝子と考えると「生物」になりますが、細胞と考えると生物ではなく、遺伝子をもち、感染し増殖はするが「物質」ということになります。生物をどのように定義するかによって生物にも非生物にもなるという存在ですね。

非常にたくさんの種類があり、人に感染して感染症をおこすウイルスもあれば、ほかの生物（動物、植物、菌類など）に感染するものもあります。

細胞をもたないため、自己だけで増えることはできず、増えるためには必ずほかの生物の細胞に感染する必要があります。

遺伝子にRNAをもつ新型コロナウイルス

ほとんどの生物は遺伝子の情報を伝えるものとしてDNA（デオキシリボ核酸）を使っています。人間の場合、37兆個ものすべての細胞に存在している、いわば「からだの設計図」で、事件や事故の際に行われるDNA鑑定など、耳慣れた用語です。

ところがウイルスは、DNAを遺伝子としてもつもの（DNAウイルス）と、RNA（リボ核酸）を遺伝子としてもつもの（RNAウイルス）があります。

RNAは、耳慣れない用語ですが、高校時代の生物の授業などでは必ず出てきます。簡単に説明すると、

●DNA＝構造が安定していて変化しにくい。
●RNA＝構造が不安定で変化に富む。

と、まずはイメージしてください。

ＲＮＡはＤＮＡに比べ、構造が不安定で壊れやすいという特徴がありますが、そのいっぽうで遺伝子の変異がおこりやすく、物質としての進化スピードがとても速いという特徴があります。

ウイルスの基本構造は、とてもシンプルです。

●細胞や細菌と比べるととても小さい。

●遺伝子とそれを囲むかたいたんぱく質の殻からなる単純な構造。

一般的な大きさは、大きめのウイルスであるインフルエンザウイルスや新型コロナウイルスで直径が約0・1マイクロメートル（μm）ほどです。小さめのウイルス、たとえばパルボウイルスでは約0・02マイクロメートルほどになります。

1マイクロメートルは1ミリメートルの1000分の1の単位であり、人の細胞は約10マイクロメートルほど。細菌で約1マイクロメートルですので、その10分の1ほどの大きさとなります。

ウイルスのもうひとつの特徴としては、遺伝子を囲んだたんぱく質の殻の外側に、

●感染した細胞由来の生体膜（脂質の膜＝エンベロープ）をもつもの。

●エンベロープをもたないもの。

という、ふたつのタイプのウイルスがあることです。

ここでは、今回の新型も含めたコロナウイルスは、エンベロープをもつRNAウイルスであるという点をおさえてください。これが予防や治療を考えるうえでの重要なウイルス学的特徴になります。

従来の風邪のウイルスと、重症肺炎をおこすウイルスがある

ほかの生物に感染する病原体の代表には、ウイルスのほかに細菌があります。さらに細かく言えば真菌（カビの仲間）、マイコプラズマ、リケッチアという病原体などもありますが、それぞれ特徴は異なります。

細菌は単細胞生物で、一般にウイルスよりはかなり大型になりますが、病原体としてのもっとも重要な違いは、ほとんどの細菌には抗生剤が効きますが、ウイルスには効かないことです。

コロナウイルスは、従来は風邪を引きおこす代表的なウイルスのひとつと考えられてきました。つまり、とるに足らないウイルスというイメージです。ところが、２０００年以降、人に重症な肺炎をおこすコロナウイルスがいくつか突然出現してきています。今まで重症肺炎を引きおこしたコロナウイルスを年代順に示します。

●SARSコロナウイルス（SARS-CoV）

2002年に中国広東省で発生。WHOには「SARS（重症急性呼吸器症候群）」と報告され、総患者数は8096人、うち774人が重症の肺炎で死亡しました（致命率およそ9・6%）。死亡した人の多くは高齢者や、心臓病、糖尿病などの基礎疾患をもっていた人です。子どもにはほとんど感染せず、感染しても軽い風邪症状を示すのみでした。このウイルスは、現在は人での感染はまったく見られません。

●MERSコロナウイルス（MERS-CoV）

2012年にサウジアラビアで発生。「MERS（中東呼吸器症候群）」として、27か国で2494人の感染者がWHOへ報告され、そのうち少なくとも858人が死亡しています(致命率およそ34・4%)。致命率が高いですが、その後の調査で、多くの人に抗体保有（つまり感染しているということ）が認められ、ほとんどが軽症か、不顕性感染（症状が出ないまま感染して治っている）であると考えられています。このウイルスは、現在でもまれに人から検出され続けています。

これらに今回の新型コロナウイルスを加えた3つのコロナウイルスは、風邪を引きおこす従来のコロナウイルス（α《アルファ》コロナウイルス）とは遺伝子的に系統が異なるコロナウイルス（β《ベータ》

コロナウイルス）になります。

これらの新型ウイルスが突然、どのようにして出現したかはよくわかっていません。動物由来のコロナウイルスが人に感染するように変化したという説が有力ですが、現代では、分子生物学（遺伝子工学）の知識があり、材料と施設、資金、時間があれば、これらのウイルスを人工的につくることもできます。

また、これまでの日本で検出された新型コロナウイルスの遺伝子解析では、系統の違うウイルスが複数検出されているとの報告もあり、新しいコロナウイルスがすでに何回もまったく違う経路で日本に入ってきたとする情報が見られます。この可能性はもちろん否定できないのですが、そうであると結論づけるのは少し早計だと思います。

他人にうつすときには変異している可能性も

たとえば、このような現象はインフルエンザウイルスでは、あたりまえに見られるものです。同じ年の同じ場所の流行でも、少し時期が異なれば違う型のウイルスが検出されるからです。

つまり、RNAウイルスはとても変異が激しいウイルスなので、ひとりの患者さんへ感染し、大量に増殖する際には、もとのウイルスだけでなく、変異したたくさんの種類のウイルスの集合体になっていると考えられるのです。

簡単に言えば、ひとりの患者さんがもらったウイルスが体内で増殖し、体外に出るとき（ほかの人にうつすとき）には形が変わっている――。最初とは違う遺伝子配列に変異している可能性があるということになります。

新型コロナウイルスはインフルエンザウイルスと同じＲＮＡウイルスになりますが、遺伝子の修復酵素をもつため、インフルエンザウイルスほどの変異の速さはないと思います。今のところ約15人くらいに感染し、増殖するごとに1回くらいの変異があるのではないかと推測されています。

新型コロナウイルスに感染しているかどうかの主要な検査法にＰＣＲ検査があります。すでにニュースで何度も聞いた言葉ですが、今回の場合、患者さんの鼻腔《びくう》や咽頭《いんとう》の粘膜を綿棒で拭い採取し、遺伝子をＰＣＲ（ポリメラーゼ連鎖反応）という方法で増幅して、陽性（感染）か、陰性（非感染）かを調べています。複数のウイルスが混じっている場合に、ウイルス量やおこしている症状などとは関係なく、増幅されやすいひとつのものだけが優先的に検出されるという特徴があります。

治る人と、重症化する人の違いは、基礎の免疫力の低下と、獲得した免疫力が感染した細胞にも過剰に反応しているため

新型コロナウイルスに感染しても、その多く（約半数という報告もありますが……）は、無症状で、発症しても約8割は軽症です。

しかし、発症者の2割ほどは重症となり、入院が必要となったり、場合によりいのちにかかわることもあります。毎年はやる季節性インフルエンザでも、日本で3000人以上（アメリカでは数万人）が亡くなっています。健康な人には軽い感染症であっても、基礎疾患がある人の場合は、たとえ風邪でも亡くなることがあるという認識が本来正しいと思います。

いっぽうで、軽症で終わる人と重症になる人のパターンはほぼ決まっています。軽症の人は発症して1週間ほどで治っているケースが多く、重症化する場合は、発症してから1週間ほどが経過してから症状が急速に悪化しています（図＝70ページ）。これには、「獲得免疫系」という免疫のしくみが働いているからと考えています。

免疫とは生体に対する異物（感染する細菌やウイルスなどの微生物や毒素、がん細胞など）

を排除して、からだを守るシステムになります。その免疫には「自然免疫系」と「獲得免疫系」があり、互いに連携して動いていますが、おもに働く細胞の種類や時期、特徴などが大きく異なります。

自然免疫系は侵入した病原体にすぐ反応

自然免疫系とは、病原体が侵入してきたときに、とりあえず相手（病原体）の正体がわからなくても、自動的（自然）に発動する免疫反応です。ほとんどすべての生物に備わっており、病原体が侵入してからすぐに反応できるのが特徴です。

相手（病原体）の正体がわかっていないので、自然免疫系の効果はマイルドですが、これで治ってしまう感染症は、軽い感染症になり、次におこる獲得免疫系の出動を必要としなかった病原体になります。無症状の人の一部はこのパターンで治っていると思います。

新型コロナウイルス感染症の
症状出現からの日数と経過

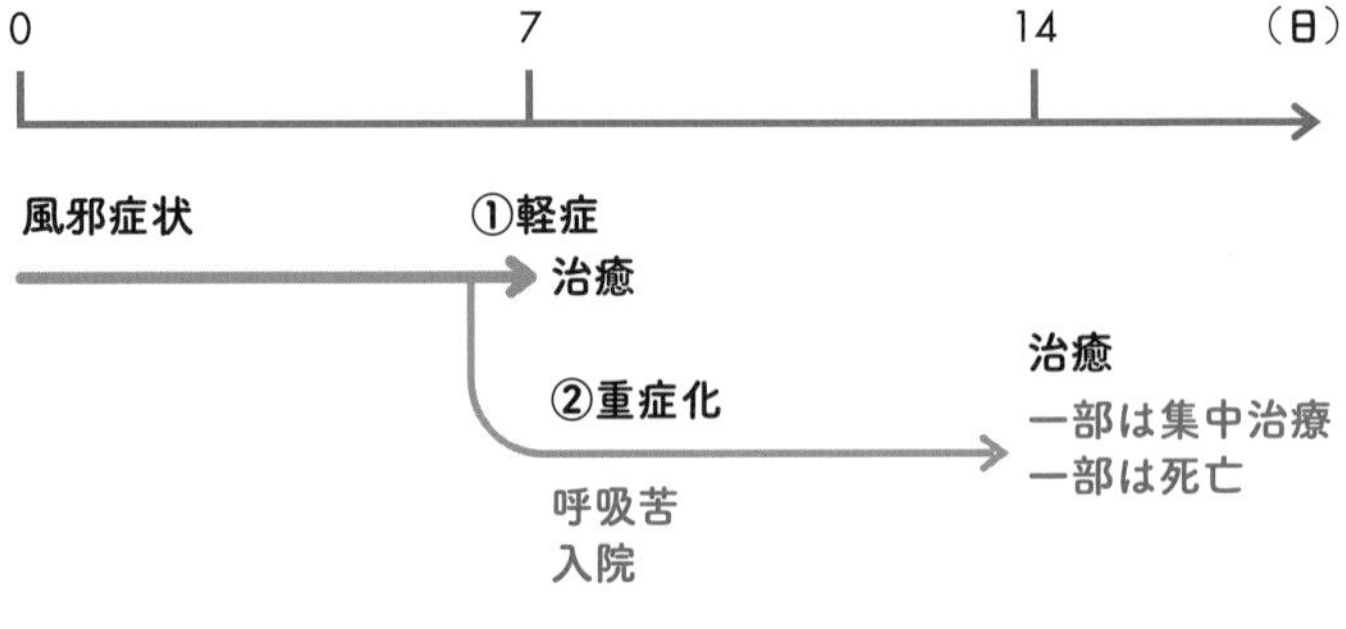

獲得免疫系は第二段階の免疫反応

獲得免疫系とは、正体がわかった相手、つまり特定の病原菌に対してだけ反応する免疫系です。自然免疫系だけでは対処できない感染症では、発動する免疫の主役が獲得免疫系にバトンタッチされます。

はじめての病原体に対しては発動に時間がかかりますが、自然免疫系に比べ強力で病原体の完全な排除、封じ込めに向かいます。また、一度経験した病原体の二度目の侵入のときは、すぐに、そしてより強力に発動します。これが「免疫の記憶」であり、私たちがしばしば口にする「前の免疫があるから……」という言葉につながっています。

からだの中にウイルスが入り、免疫が働くまでの経過を下の図に示しました。新型コロナウイルスは新しく登場したウイルスですので詳しい経過

新型コロナウイルス感染症の経過と免疫系

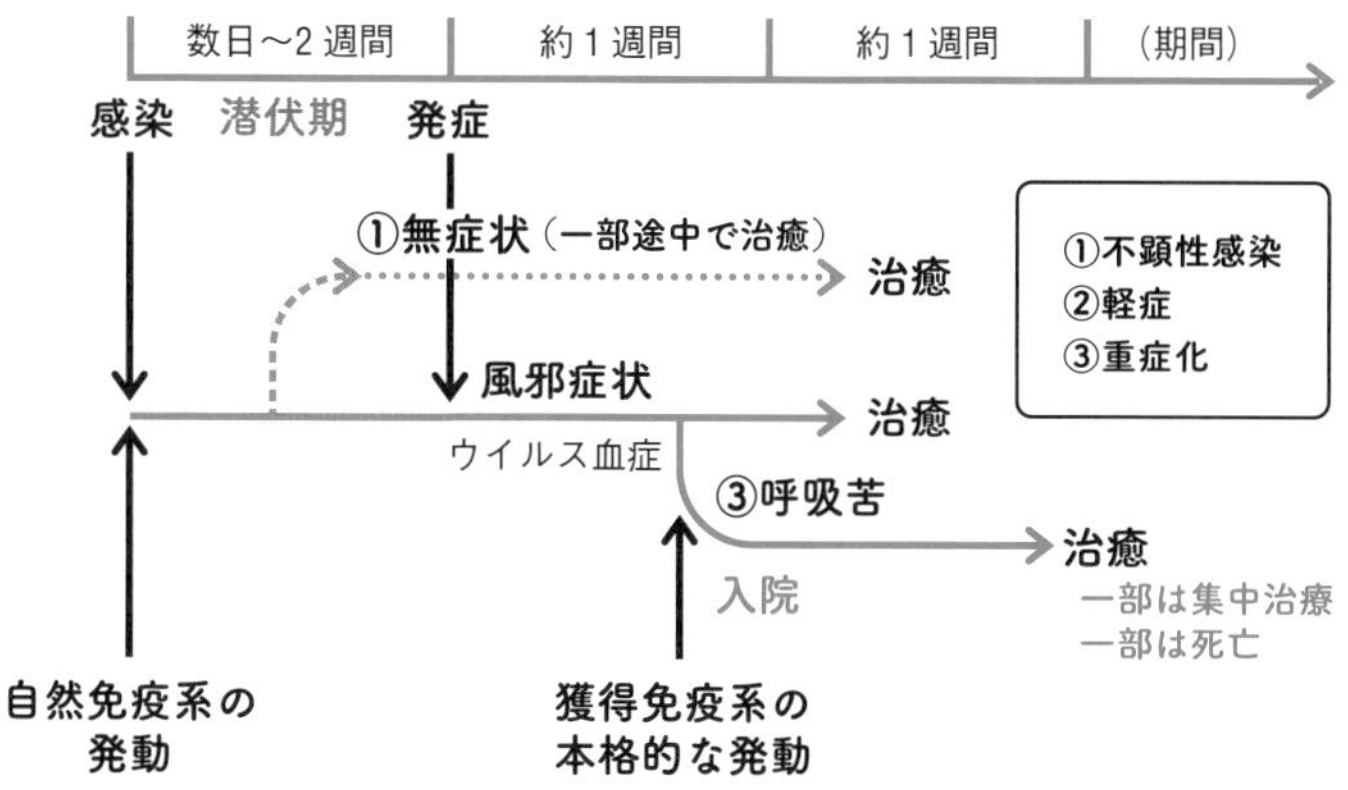

は不明ですが、ほかのウイルスに準じて説明します。

1＝ウイルスがからだの細胞に感染し侵入する

ウイルスがからだに入ってきても、誰もがもつ自然免疫系がまず働きます。ウイルス量が少なかったり、軽い感染であったりすれば、この段階でウイルスを排除してしまいます。新型コロナウイルス感染症が発症する場合は、この自然免疫系の防御を超えているわけです。ウイルスがからだの細胞に感染するためには、細胞上の受容体が必要になります。一般にウイルスと受容体の関係は「カギ」と「カギ穴」の関係のように、それぞれのウイルスごとに異なり、違う受容体には感染できません。新型コロナウイルスが感染するための細胞上の受容体のひとつは、２００３年に流行したＳＡＲＳと同じ受容体である「ＡＣＥ２《エースツー》」であることがわかっています。難しい用語ですが、アンジオテンシン変換酵素のひとつで、からだの血圧や水分量を調節し、炎症や免疫をコントロールする働きをするものです。

新型コロナウイルスでは、口や鼻から吸い込んだウイルスが、おもに舌、鼻、肺などの気道上（あるいは目）の、ＡＣＥ２をもつ細胞に感染することからはじまると考えられます。

2＝ウイルスが感染した細胞内で増殖する

感染してもしばらくは潜伏期と言い、無症状です。自然免疫系を逃れたウイルスは感染した細胞内に隠れているため、排除されにくく症状もない状態で増殖しています。新型コロナウイルスの場合、この潜伏期間が数日〜14日ほどと考えられています。

3＝増えたウイルスが細胞から出ていき血液中に入る

これをウイルス血症（はじめに感染した気道細胞だけに限定していたウイルスが、血液を介して全身にまわること）と言い、通常これを感知して自然免疫系が強く発動すると発熱があらわれます。これによりからだは臨戦態勢となり、免疫力を上げるモードに入ります。熱は病原体が出しているわけではなく、病原体の侵入をからだに知らせるアラームとして出ているのです。ですから、解熱剤を使ってはいけないのです。解熱剤はせっかく上げようとしている免疫力を下げてしまうのです。なお、このウイルス血症の段階から、通常は人にうつす時期になります。今回の新型コロナウイルスの場合は、この症状が出る少し前（つまり潜伏期の終わり頃）からウイルスを排出し、人にうつすことがわかっています。

4＝新型コロナウイルス感染症の症状が出る

症状は、感染した細胞が障害されていることによる症状（せき、のどの痛み、呼吸困難、味覚障害、臭覚障害）と、自然免疫系が働くことによる症状（発熱、倦怠感、食欲低下、頭痛、関節痛、筋肉痛）があります。

5＝増えたウイルスが、血液を経て全身へ広がる

新型コロナウイルスは、全身のＡＣＥ２発現細胞だけに感染します。腸と肺に集中して発現していますが、ほかにも上気道、血管、心臓、胆のう、腎臓、精巣での発現が確認されています。

6＝獲得免疫系が働き出す

今回の新型コロナウイルス感染症は、新しく登場した感染症（新興感染症と言います）です。つまり、ほとんどの人にとってはじめて遭遇する病原体になります。はじめて経験する病原体に対しては免疫の記憶がないので、獲得免疫系の発動までには時間がかかります。軽症で治ってしまう人と、重症化する人は、ともに発症してから1週間くらいで経過の方向性が分かれていきます。これは獲得免疫系の準備が整い、本格的に活動する時期に一致していきます。つまり、新しく入ってきたウイルスだけに働く獲得免疫系の活動が、回復するか、重症化に向かうかの分かれ目になっています。

軽症の人は、獲得免疫系が活動することにより速やかに新型コロナウイルスが排除され治ります。重症になる人は、獲得免疫系の反応が強すぎることにより、新型コロナウイルスごと感染した自分の細胞を強力に排除し、その後の免疫の暴走を招くことにより病態が悪化すると考えられています。

自然免疫系の働きが弱いと、獲得免疫系が一斉攻撃する

つまり、新型コロナウイルス感染症の重症化は、ウイルス自体の影響ではなく、獲得免疫系が発動し、それが強すぎることによっておこっていると思われます。なぜ獲得免疫系が強く反応すしすぎるのかの理由は大きくふたつ考えられます。

●自然免疫系の働きが弱いと、獲得免疫系が一斉攻撃をする

自然免疫系の働きが弱いと獲得免疫系が働くまでに、ウイルスが全身のACE2のある細胞でたくさん増えていることになります。この状態で獲得免疫系が活動すると、増えたウイルスだけでなく、感染したたくさんの細胞を含めて一斉攻撃することになります。そのため、全身のACE2のある細胞は大きな障害を受けてしまうのです。

●獲得免疫系が過剰反応（暴走）している

現代人は、腸内細菌など微生物を必要以上に排除しているため、はじめから獲得免疫系が暴走しやすい状態にあります。

補足ですが、感染する、しない、軽症、重症化に影響する要因としては、自然免疫系の反応が弱いことや、獲得免疫系の過剰な反応以外にも、ウイルス量やウイルスの到達した距離や、粘膜免疫の強さ（ウイルスが細胞につくのを妨ぐ）、気道の線毛運動などの異物の排除力などもかかわっていると感じています。

抗ウイルス薬「アビガン」はどこまで効くか。普通の人には、インフルエンザ症状が半日短くなる程度だが、重症化リスクのある人への効果は期待できる

新型コロナウイルスの感染拡大の不安が広まるなか、有効な薬として、日本が開発した抗ウイルス薬「ファビピラビル」（商品名＝アビガン）が注目されています。

この薬は、新型インフルエンザに対してだけ適応が認められている薬剤（錠剤）で、ほかの治療薬が無効なインフルエンザが発生した際に、国が使用すると判断した場合のみ投与することが可能な薬剤でした。しかし、今回の新型コロナウイルス感染症の感染拡大により、厚生労働省は2020年2月末より一部の医療機関で投与を開始し、今後、全国の医療機関にも広める方向性となりました。

一説ではウイルス感染症のあらゆる問題を解決する救世主のようにもてはやされています。しかし、私の考えはそこまでの期待感はまだまだ早計なのではと感じています。というのも、たとえばインフルエンザに対する治療薬（商品名＝タミフル、リレンザ、イナビル、ラピアクタ）は、たくさんありますがどの薬も大差なく、その効果も症状を半日ほど短くする

程度だからです。

注目のアビガンも、現在の投与量では今までのインフルエンザ治療薬と同等の効果と考えられます。

しかし、今回の新型コロナウイルスに対しては、高齢者や基礎疾患をもつなどリスクの高い人、入院以上の重症例に関しては投与を試みる価値があるかもしれません。今のところ臨床的な効果は限定的ですが、理論的にはとても効果が期待できる薬剤なので、投与量を調節したり、それぞれのウイルスに対する特異性を高めたりする改良を行うことにより、効果を高められる可能性がある薬剤だとは思います。

新型コロナウイルスだけがもつ酵素に作用する

ではなぜ、この薬がこんなに騒がれているのか？　どんなことが期待されており、また何が懸念されているのか？　この薬にはとてもたくさんのユニークな面があるのですが、最大の特徴はなんといっても次の3点にあります。

●すべてのＲＮＡウイルスに効果が期待できる。
●人間にはないＲＮＡウイルスだけがもつ特別な酵素に作用する。

●そのため、副作用が少ないと考えられる（しかし、実際には重大な副作用がある）。

RNAウイルスについては、63ページでふれていますが、変異の可能性が高いウイルスで、今回の新型コロナウイルスもその遺伝子がRNAです。ほかにもとても多くのウイルスや、エボラウイルスなど、きわめて致命率の高い感染症をもたらすものもあります。

今回の新型コロナウイルスもそうですが、RNAウイルスは自分自身が増えるときに、RNA複製酵素（RdRp）が必要になります。アビガンは、このRNA複製酵素の働きを阻害し、その結果、増殖をおさえるという働きをするとされています。

実際、動物実験では、非常にたくさんのRNAウイルスに対し、高い抗ウイルス効果を認めています。インフルエンザウイルスA型、B型、C型のすべてに著効があり、エボラウイルス、黄熱病から、ノロウイルスまで効果が認められています。

とくにインフルエンザウイルスでは、ほぼすべての型のウイルスに有効で、さらにタミフルなどのほかの薬が効かない耐性ウイルスにも薬効を認めるなど、すばらしい効果が見られます。

ただし、この薬は本来インフルエンザウイルスに対して、最適化され開発されたものですので、ほかのウイルスに対して同じ効果を認めるためには、数倍から数十倍の薬物濃度を必要とします。また、人に対する臨床試験の結果では、添付文書によれば（承認された投与量と同じではない)、第Ⅲ相試験では、「14時間(約半日)ほど症状が出る期間を少なくしている」とのことです。また、タミフルよりも効果の落ちる場合もありました。

過度な期待よりも、自分の免疫力を高めることこそ「薬」

まとめると、動物実験での効果と比べると、人では思ったほどの効果は出ていないことになります……。

もうひとつの重大な点は副作用です。どんなにすばらしい効果を認めても、重大な副作用のあるものは薬として使うことはできませんが、この薬は、まず、いくつかの動物実験では、重大な副作用である催奇形性を認めています。催奇形性とは、妊婦が服用したときに胎児に奇形がおこる危険性のことです。

人への臨床試験では、全体の約20%に副作用が認められ、血中尿酸増加、下痢、好中球減少、肝機能障害などが見られていますが、重大な副作用は見られません。

さて、この薬の使用に関して、私が考える問題点をあげてみます。

●催奇形性がある。そのために劇薬に指定されている。

●妊婦には使用できない。精液中への薬物移行も報告されている。
●人への臨床実験では思ったほどの効果が見られない。

つまり、現状の「アビガン」は、ほかのインフルエンザ治療薬と同様に症状の出る期間をせいぜい半日ほど短くする効果しか得られていません。すべてのRNAウイルスのなかでもっとも高い効果が期待できるインフルエンザウイルスへの効果がこの程度なら、新型コロナウイルスを含めほかのウイルスへの効果は、さらに低くなると考えられます。それでも、今回の新型コロナウイルスに対しては、高齢者や基礎疾患をもつなどリスクの高い人、入院以上の重症例に関しては投与を試みる価値はあると思います。

ほかにも、重症患者への有効な治療薬候補として注目されている薬が次々と登場しています。なかでも、アメリカが認可した抗ウイルス薬「レムデシビル」(点滴)は、効果が十分にたしかめられないまま、日本でも新型コロナウイルス感染症の治療薬として緊急承認されました。

しかし、薬への過度な期待を抱くよりも、腸内細菌を元気にして、自分自身の免疫力を高めることこそ「薬」と、私は考えるのです。

重症化した場合、急激に悪くなる新型コロナウイルス感染症。重症化する背景から、今後の暮らし方を考える

新型コロナウイルス感染症の重症化のカギは、「ACE2」（アンジオテンシン変換酵素2）にあることを72ページでふれました。重要な点は、

●新型コロナウイルスの細胞上のおもな受容体はACE2である。
●重症化は、獲得免疫系が本格的に働きはじめる時期に一致している。

と、説明しましたが、その背景をもう少し詳しく説明していきます。このしくみを理解いただくことが、今後の生活や考え方にもつながると思うからです。本当は、化学式や計算式を紹介しながら説明したいところですが、みなさんはより難解と感じてしまうことでしょう。そこで、ここでは化学式や代謝経路図などをいっさい出さずにまとめます。

からだの血圧や水分量を調節するもっとも重要な系があります。RAS《ラス》（レニン・アンジ

オテンシン系）と言いますが、系とは一定の相互作用や相互連関をもつ集合体です。この系は、血圧の調節以外にもたくさんの重要な働きをしていることがあきらかになってきていています。難しい説明は省きますが、ＲＡＳが働くとからだは以下の方向にセットされます。

●ＲＡＳが働く（亢進《こうしん》）と「上がる」「進む」もの
＝血圧、炎症、ミトコンドリア障害、酸化ストレス、繊維化、硬化、老化。

●ＲＡＳが働く（亢進）と「下がる」「低下する」もの
＝免疫の働きとコントロール、組織保護。

別の言い方では、ＲＡＳが抑制されると逆の方向に動くと考えてください。とくに重要なのはＲＡＳが炎症や免疫反応のコントロールをしているということです。まずは、ＲＡＳの亢進（たかぶる状態）が続くと免疫機能は落ちている状態になると理解してください。

自然免疫系、獲得免疫系ともに働きが落ちていることに加え、慢性炎症の状態が続いており、免疫のコントロールも悪くなっています。炎症がおきているにもかかわらず、免疫の機能自体は落ちていたり、免疫が過剰なまでに暴走しやすくなったりしてしまうのです。

このＲＡＳをコントロールしているもっとも重要な酵素が、「ＡＣＥ」（アンジオテンシン変換酵素）というものになります。ＡＣＥには、「ＡＣＥ」「ＡＣＥ2」の2種類があり、働き方のイメージは次のようになります。

●ACE＝RASを促進する。

●ACE2＝RASを抑制する。

つまり、新型コロナウイルスの受容体であるACE2は、からだの血圧や水分量、加えて免疫制御反応を調節するもっとも重要な系RASをコントロールし、炎症や免疫の暴走を抑制する要の酵素になります。

血管と肺に機能低下のある人は重篤化してしまう

あらゆる感染症で同じ傾向があるのですが、新型コロナウイルス感染症では、重症化し死亡にいたるハイリスクの人がとてもはっきりしています。その代表的な世代と、基礎疾患として、今までに報告されたものを列挙します。

1＝高齢者。

2＝高血圧。

3＝糖尿病。
4＝心血管疾患……虚血性心疾患、心臓弁膜症、不整脈、大動脈瘤《だいどうみゃくりゅう》など。
5＝脳血管疾患……脳動脈瘤、脳梗塞後《のうこうそくご》、脳出血後など。
6＝慢性呼吸器疾患……喘息《ぜんそく》、COPD（慢性閉塞性肺疾患《まんせいへいそくせいはいしっかん》）など。
7＝がん。

ハイリスクの人の1～5に共通しているのは、老化と動脈硬化が関係した病気です。端的に言うと、老化とは血管も含めて全身がかたくなり、うるおいを失うことであり、動脈硬化は血管がかたくなる状態です。血管がかたくなると、血圧を維持するためにRASがつねに亢進、たかぶった状態になります。また、糖尿病は血管がボロボロになる病気と表現してもいいでしょう。つまり、いずれも血管に問題がある人になります。

また、ハイリスク者のなかで、慢性呼吸器疾患も注意が必要な病気です。今回の新型コロナウイルス感染症の最大の特徴は、肺炎の発生がとても多いことです。

現在メインとなっている検査法のPCR法より、肺のCT検査のほうが、発症を見つける感度が高いという報告も見られるくらいです。健康者でも肺炎で重篤になりますので、肺疾患を抱える人は、すなわち重症化リスクが高いと言えます。

がんの3大治療を受けた場合、もともとの免疫力が低い

また、がんの人も重症化するリスクが高くなるのは、やはりRASが関係しています。がんはからだのあらゆる不調な状態の総体としてあらわれます。また、がんの3大治療（手術、放射線、抗がん剤）ではからだに大きな負担をかけ、RASも亢進しますし、それ以上にもともとの免疫力が低下して、とても重症化しやすい状態になっています。

まとめると、新型コロナウイルス感染症の重症化の高リスク者である高齢者や基礎疾患をもつ人は、RASが亢進した状態や、肺の病気を警戒しなければならないのです。

現在までに報告されている新型コロナウイルス感染症の発症にともなう、おもな死亡原因を見ますと、肺炎、心不全、ARDS（急性《きゅうせい》呼《こ》吸窮迫症候群《きゅうきゅうはくしょうこうぐん》）、サイトカインストーム、二次性血球貪食性リンパ組織球症などとなっています。これらは肺や心臓の重度の障害か免疫の暴走状態と考えられますが、そのいずれもが、からだの血圧や水分量、加えて免疫制御反応を調節するもっとも重要な系であるRASをコントロールする酵素、ACE2で説明できます。

ACE2の発現は肺に多く、そのなかでも肺を膨らませる物質（サーファクタント）を産生する細胞（2型肺胞上皮細胞）に集中しています。ここが広範囲に障害を受けると、呼吸困難（呼吸苦）が生じ、細菌感染の合併も含め、重篤な肺炎になります。

新型コロナウイルス感染症では、とくに重症例で心筋症や不整脈を認めることが多いと報告されています。重症例の3分の1に心筋症を認め、これが心不全や死亡の原因という報告もあります。心筋細胞でもACE2が発現していますので、これが障害を受けると、心筋症や不整脈をおこします。心筋症や不整脈はともに心不全や突然死にも関係します。

難しい説明を避けますが、ARDS（急性呼吸窮迫症候群）、サイトカインストーム、二次性血球貪食性リンパ組織球症はいずれも免疫の制御機能の破綻＝暴走でおこります。ACE2は免疫を制御し暴走を防ぐ働きをしますので、これらはACE2の機能の低下によりおこっていると考えられます。

ハイリスクの人では、RASの亢進があります。血管がかたく血流が悪いため、ACEを発現し、RASを刺激して血流を増す必要があるためです。このとき、それを制御するためにACE2の発現も同時に増えます。

つまり、ACE2の発現はRASが亢進している人の血管で増えており、RASが亢進していない人（若年者やリスクの低い人）では発現が少ないか、ほとんどないことが重要です。ウイルスは、はじめに気道上のACE2発現細胞に感染します。その後、増殖したウイルスが感染細胞を破壊し、血流を通じて全身（とくに血管）のACE2発現細胞に広がります。

このとき、ハイリスクの人ではACE2発現細胞が増えていることに加え、RASが亢進しているため、慢性的に免疫機能も低下しています。この状態で新型コロナウイルスに感染すると、以下のメカニズムで重症化すると考えられます。


1＝まず、自然免疫系の低下と（おもに血管での）ACE2発現細胞の増加によりウイルスがたくさん増える。

2＝次に、獲得免疫系が本格的に働く段階でウイルス感染細胞（増えているACE2発現細胞）が一斉に排除される。

3＝その結果、ACE2の免疫調節機能が完全な破綻をおこす。

4＝炎症のコントロールがきかなくなり、免疫の暴走がおこり、死にいたる。

若年層でも重症化するリスク要因がある

重症化する多くは高齢者や基礎疾患をもつ人かもしれませんが、いっぽうで若年者であっても、次のような場合は重症化しやすい可能性もあります。

●基礎疾患のある人。
●ステロイド治療をしている人。

●慢性炎症をおこしている状態の人。
●腸内細菌の状態がよくない人。
●塩分制限をしている人。

順に説明します。なんらかの理由、たとえば自己免疫疾患や喘息などでステロイドによる治療を受けている人はとくに注意が必要です。以前のSARSやMERSでは、ステロイドの使用による悪化が報告されており、今回の新型コロナウイルスも同様と考えられるからです。つまり、重症化した場合、普段使っているステロイドは使いにくい状態になります。また、慢性炎症をおこしている状態の人や、腸内細菌の状態がよくない人も、もともとの免疫力は低下しがちです。

さらに塩分制限をしている人の場合、塩分摂取が低いとナトリウムを再吸収する必要があることから、ACEが働き、逆のACE2の働きはおさえられます。ACE2の働きが弱くなると、免疫の働きやコントロール機能の破綻につながることになるからです。高血圧などで塩分制限が広く一般にもすすめられていますが、精製塩を制限することは大事なことですが、かわりに天日海塩を十分にとる必要があると私は考えています。

このほか、抗生剤、抗菌グッズの使用や、添加物、加工食品、ファストフード、遺伝子組み換え食品、放射性物質、塩素、フッ素などをとることでも免疫機能は低下します。

さらに、酸化した油のとりすぎ、重金属汚染、ワクチン摂取、歯の詰めもの……こうしたものも、私たちの免疫力を知らず知らずのうちに低下させているのです。

すべての病気は、日常生活が本来の自然から離れているサイン

すべての病気は、今までしてきた日常生活（食事、生活、メンタル）が本来の自然な状態から外れているサインとしてあらわれます。ですから、本当は自分の生活を見直し、自然な状態に改善することが根本の対策です。

これに対して、生活の改善（根本療法）ではなく、薬などの対症療法で症状や検査の値だけの改善をしている人は、根本は改善しておらず、はじめから、RAS亢進から免疫力が低下した状態になっているのだと思います。

新型コロナウイルス感染症は、このような人に対してとても厳しい感染症であると言えます。ときには薬や対症療法が必要なこともありますが、真の健康は自分の力によるものであり、それを高める生き方をすることが大事であることを教えてくれているようにも感じます。

また、現代人はすでに腸内細菌などの常在菌のダメージが大きいことに加え、身のまわりの微生物を排除しすぎていますので、はじめから免疫機能の低下、調節能力の低下があります。日々の生活の仕方や考え方を含め、根本的に生き方が問われているのです。

file.2

免疫力を高めるには腸内細菌を整える

あらゆる病気が増え続けている。対症療法では、真に病気を治すことはできない

　ここまで、新型コロナウイルスについて書きました。世界的な感染拡大のなかで、私たちが感染からわが身を守る唯一の方法は、薬でもワクチンでもなく、自分自身の自然治癒力を高めることだと確信しています。

　日本では、現在あらゆる病気が増え続けています。

　高血圧や糖尿病などの生活習慣病、がん、アレルギー性疾患（アトピー性皮膚炎、喘息、花粉症、食物アレルギーなど）、自己免疫疾患（関節リウマチ、バセドウ病、潰瘍性大腸炎、クローン病など）、うつ病、認知症、発達障害……。

　これらの病気は現代病と言われ、みな同じパターンで、ここ50〜60年で急増しているのです。西洋医学がものすごく発達しているのに、なぜ病気は増え続けているのでしょうか？

答えは、西洋医学は対症療法であり、根本療法ではないからです。

　対症療法とは、症状に対する治療のこと。簡単に言えば、症状をとる、あるいは、検査の値をよくする治療ということです。熱が上がったから熱を下げる、痛みがあるから痛みをと

る、せきが出るからせきを止める、血圧が高いから下げる、血糖値が高いから下げる……などの治療をするということです。

木に「赤い水」を与えると、葉の色が赤くなる

人のからだを木にたとえて説明しましょう。

木に毎日赤い水（※人では間違った生き方）を与えたら、葉の色が赤くなってしまいました（※これが症状であり、病気の状態）。本来であれば、水を透明に戻せば（※生き方を改める）病気は治ります（※これが根本療法）。

しかし、西洋医学（対症療法）でしていることは、次のようになります。

1＝葉の赤くなった部分を枝ごと切除（※手術に相当）。
2＝赤くなっているという症状をとればよいのだから、葉を緑色のペンキ、絵の具、マジックで塗る（※さまざまな薬に相当）。

このように、対症療法は根本の治療をしているわけではありません。つまり、対症療法の重大な問題はこうです。

1＝一見、症状はとったように見えても、赤い水を与え続けている（※病気の原因をとり除いていない）。

2＝ペンキ、絵の具、マジックにはそもそも毒性がある（※すべての薬には副作用がある）。

つまり、西洋医学は出てくる症状にしか目を向けておらず、症状や検査の値などの見た目は改善することができても、病気自体を治しているわけではないのです。

すべての結果（病気）には原因があり、その結果として症状が出てきます。とくに慢性病への本当の治療（根本療法）は、原因に対してアプローチをする必要があります。

では、病気の本当の原因とは、いったいなんなのでしょうか。

私が日々行っている診療や、自然に沿った暮らしをしているなかで見えてきたことは、じつにシンプルなことでした。病気の本当の原因は、

「現代の私たちの生活環境が、本来あるべき自然な姿から大きくかけ離れている」

ということだったのです。

現代の私たちの生活を眺めてみましょう。空気から水、土、食べもの、食べ方、着るもの、住むところ、日常生活品、仕事の内容、仕事の仕方、ストレスなどの生活環境、さらには色、形、音から光にいたるまでのありとあらゆるすべてが、自然からかけ離れたものになってし

まっています。病気の根本の原因は、自然の摂理・自然の法則に反した生活や生き方にあるのです。言い換えれば、自然に沿った暮らしをすれば、病気にならずに健康に過ごすことができるということでもあります。

病気は、自然の状態に戻すためのサイン

自然とはいのちを育むシステムそのもの。自然から離れれば離れるほど、いのちが減っていく、つまり病気になります。

病気は、自分（子どもの場合は、おもに両親など保護者）の生き方に問題があるから発生するのであって、遺伝でも、体質でも、加齢でも、運でも、偶然でもないのです。

もちろん、遺伝などが関係する病気もありますが、それは全体の数パーセント程度。

病気の原因は？

空気	大気汚染、排気ガス、フロンガス、PM2.5、放射能
水	水道の塩素、自然のミネラルが欠如した水、放射能、酸性雨
土	化学肥料、農薬、放射能
食べもの	食品添加物などの化学物質、農薬、遺伝子組み換え作物、放射能
着るもの	化学繊維、健康を考えない見た目重視のファッション
住むところ	シックハウス、じゅうたん、高層住宅
日常生活品	合成石けん・洗剤、シャンプー、抗菌グッズ、歯磨き粉、フッ素
仕事	不規則な生活、働きすぎ、重労働、経済至上主義
精神的ストレス	仕事、人間関係、家庭関係
その他の生活環境	運動不足、睡眠のとり方、冷暖房、電磁波、家電製品、テレビ・映画・雑誌などのメディア、ネット、ゲーム
色	原色など本来自然にない色

現代の生活環境は、本来の自然から大きくかけ離れている

たとえ遺伝が関係する病気であっても、自然な状態で生活をおくることにより、発症を防いだり、症状を軽くしたりすることができます。病気を予防し、健康に暮らすためには、病気や症状、治療などに関しての考え方の大きな変換が必要なのです。

人には自然に治ろうとする力＝「自然治癒力」がありますので、本来、みずから治そうとするしくみが働くようになっています。この自然治癒力が働くときに出てくるのが症状なのです。ところが、西洋医学でおもに行われている対症療法で症状をとるということは、自然治癒力を奪ってしまうことでもあります。

たとえば、風邪などの感染症にかかったときに熱が上がります。これは、自分で体温を上げて、病原菌に対する免疫力を上げている反応です。このときに、安易に解熱剤を使う

病気に対する考え方の大きな変換

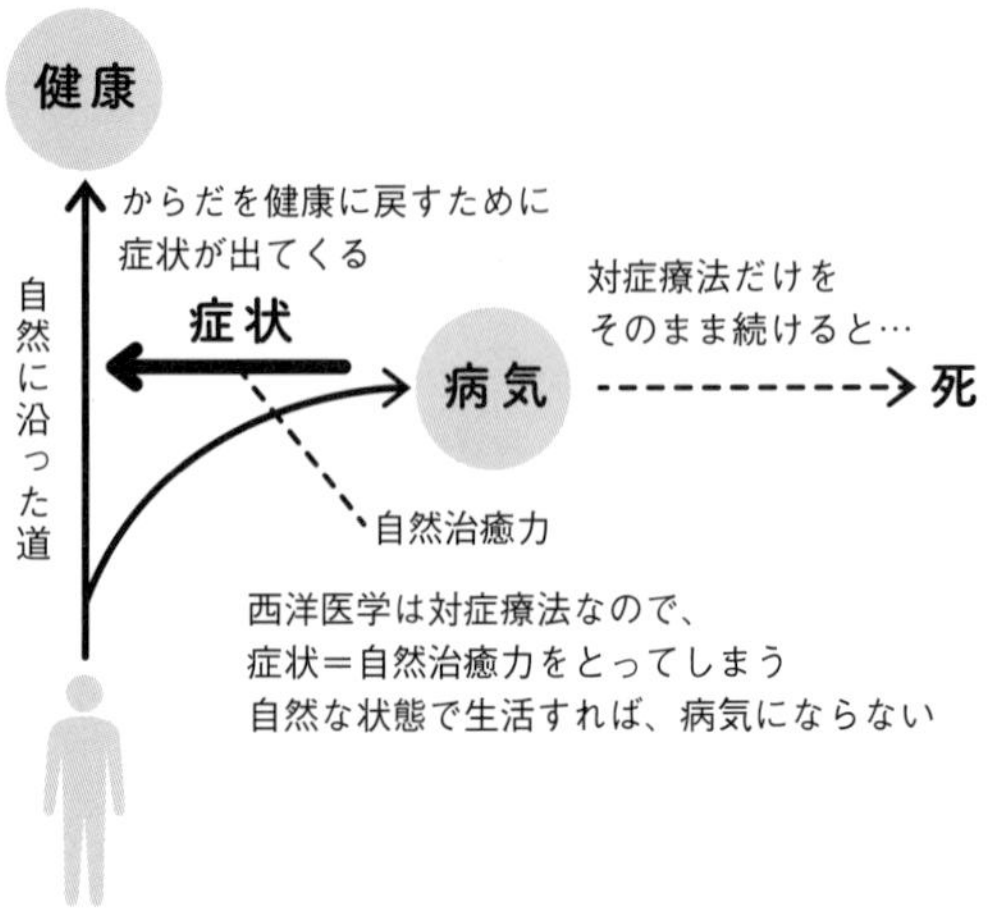

ことは、せっかく自分のからだが上げた免疫力を低下させてしまうことにもなるのです。症状にはつらく苦しいものもあるのですが、多くは病気の結果として治るために「必要だから出てくる」のです。

いのちにかかわる状況では処置をしてもらうべきだが……

ただし、西洋医学による対症療法をしてはいけない、と言うつもりはありません。私は西洋医学を否定しているわけではなく、西洋医学のいい面を、必要なときにはむしろ積極的に利用すべきだと考えています。眠れないほどの痛みがある場合は、痛みがやわらぐまで短期間だけ痛み止めを使えばいいでしょう。ただちにいのちにかかわる状況のときには、すぐに病院で処置してもらうべきでしょう。

症状や検査の値をよくするためだけに、漫然と長期にわたって薬を使うべきではない、とお伝えしたいのです。薬の使用は、病気の改善にはむしろ逆効果であることが多いのです。

すべての生きものは地球の一部。地球を傷つける行為は、自身を傷つける結果になる

「すべての病気は不自然な生活が原因にある」というのが私の基本的な考えですが、このことをより深く理解するために、まずはマクロ的な視点から、地球における私たち人を含む、生命の循環を説明していきます。急にスケールの大きな話になりますが、このことは、病気の理解や解決にとても重要です。

地球上の生物のなかで、自力でエネルギーを生み出すことができるのは、光合成ができる植物だけです。みずからエネルギーを生み出せない動物は、植物を食べるか、植物を食べた動物を食べることで、生きるためのエネルギーを得ています。

このように、地球上のすべての生物は、植物のつくったエネルギーを使って生きていることになります。ここまでの部分は学校の理科で習っていることで、覚えている人もいらっしゃると思いますが、本当に大事なことは、もうひとつ先にあります。すべての生物を支えている「植物」とは何か、ということです。

じつは、すべての植物は、地球（土、水、空気など）が変化したものなのです。この部分

はわかりにくいかもしれませんので、農にかかわるなかで経験した私の気づきを例として解説します。

からだをつくり出す材料は、地球そのものである

私は、あるときホームセンターで、小さなポットの中に入っている野菜や花などの植物の苗を買ってきました。通常なら畑や花壇に植えるのですが、植えないでそのまま成長させてみました。すると、どうなったでしょうか。

苗が成長するにしたがって、根がぐんぐん伸びていき、ポットの中はほとんど根だけの状態になっていったのです。土がある間は、少しずつ苗は成長しました。しかし、最終的にすべての土が根に置きかわると、植物はそれ以上成長できなくなり、やがては枯れてしまいました。

さて、何がおこったのでしょうか。

これは、ポットの中の土、つまり地球の一部（物質）が植物（生物）に変化したということになります。つまり、植物とは地球が変化したものなのです。その植物がつくり出したエネルギーで、地球上のすべての生物が生きているのです。このことに気づき、私はとても感動したのを覚えています。

まとめると、私たち人を含む地球上のすべての生きものは、地球の形が変わったもの、つまり、地球の化身・分身・子どものようなもの、と言えます。すなわち、地球を傷つけるすべての行為は、まわりまわって、私たち自身を傷つける結果になるのです。

なぜなら、もとをたどると、私たちのからだをつくる材料は地球なのですから。

生活のほとんどが、地球環境を傷つけている

同時に、未来の子どもたちのからだの材料でもあります。これを忘れてはいけません。現在、私たちのしていることが、未来の子孫たちの健康をも左右することになるのです。

では、地球である環境を傷つける行為には、どのようなものがあるでしょうか。

それは、残念なことに、

「私たちが日常生活で行っていることのすべて」

と言っていいでしょう。現代文明のほとんどすべてに問題があると言わざるを得ません。

私は、あらゆる病気が増え続けていると書きました。さらに、「すべての病気は不自然な生活が原因にある」と説明しました。つまり、普段はあまり気にしないで生活していることのほとんどすべては、じつは地球環境を傷つけている不自然な行為であり、そのあたりまえの結果として、多くの人が病気になっているということなのです。

ですから、自然に沿った暮らしをとり戻すことで、地球環境を傷つけない循環可能な生活をおくることが可能になります。そして、それは同時に、多発しているほとんどの病気を予防できるだけでなく、病気が治る方向に向かう生活でもあるのです。

まずは、ひとりでも多くの人が、現在おこっている問題の根本を理解され、地球を傷つける行為をひとつずつでも減らし、できることから改善しはじめてほしいと思います。

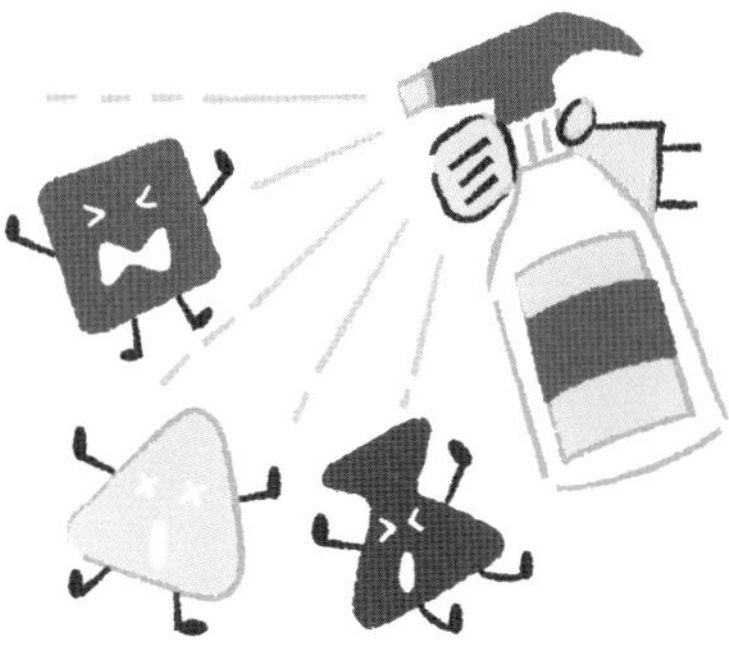

行きすぎた清潔志向が引きおこすもの。微生物を不自然に排除して健康を損なっている

次に、病気の原因をミクロ的な視点、微生物の面から説明していきます。

テレビのコマーシャルなどに見られるように、現代生活にはさまざまな抗菌グッズがあふれています。細菌などの微生物がひとつもいないことが正しいことで、健康にとってもいい、という風潮がまかり通っています。

つまり、微生物は基本的に悪いもので、なるべく排除しようという考えです。増え続けているワクチンに関しても、このような考え方がベースにあるのかもしれません。私は、これらの考えは、短絡的で非常に危険だと考えています。

たしかに微生物のなかには人の病気を引きおこすものがあり、それらに対する対策や処置・治療などが必要となることがあります。

歴史的には、上下水道の整備などの基本的な衛生管理は、伝染病や死にいたるような重篤な感染症の予防、死亡率の減少に、大いに貢献してきました。また、抗生剤が、多くの重篤な感染症からたくさんのいのちを救ってきたことも間違いありません。

しかし、合成石けんや洗剤、消臭剤など、最近の日常生活において急増している抗菌グッズの使用による、あまりにも行きすぎた清潔志向は、あきらかに私たちに健康障害を引きおこします。このことはとても重要です。

腸内細菌、常在菌……微生物に囲まれていることが健全

微生物を不自然に排除していることが、私たちの健康を損なっている大きな要因となっています。なぜなら私たちは、常在菌である微生物に外側（皮膚）も内側（腸内や口腔内）も囲まれていることこそが自然な状態で、不潔ではなく、健康で健全な状態だからです。

微生物は私たちの敵なのでしょうか？

微生物は、本当はなんのために存在しているのでしょうか？

私は、この世界に存在するすべてのものには意味がある、と考えています。微生物にも以下のような重要な3つの存在理由があります。

1＝不用なもの（不自然なもの、死んだもの、傷んだもの）を分解する。

※微生物は不自然なものや役割を終えたものを分解するのであって、健康なものや自然に沿ったものには害を与えない。

2＝有機物（炭素を含む化合物）を分解する過程で、さまざまな毒（農薬、化学肥料、公害、洗剤、添加物、放射能など）の浄化をしている。

※毒が少量であれば、微生物が分解してくれるが、現代社会は化学物質などの毒にまみれており、微生物の力がおよぶ範囲をはるかに超えていると考えられる。

3＝有機物を分解し、植物に養分を供給する。

このように、微生物は不用なものを分解していったん物質（地球）に戻し、再び生物（植物）に変化させるという、地球の大きな循環のための要となる役割を果たしていることになります。微生物は敵であるどころか、重要な役割をもっており、地球上のすべての存在にとって必要なものということになります。

人にとっても例外ではありません。じつは、人とはひとつの独立した生物ではなく、腸内細菌などの常在微生物と共生している複雑な生態系なのであり、最近になって、「超個体」と表現されるようになってきました。

腸内だけでなく皮膚、口腔内、膣内などあらゆる場所に、その場所に応じた常在菌がおり、私たちが健康に生きていくために、なくてはならない役割を担ってくれているのです。

私たちにもっとも重要なのは腸内細菌。病原菌の侵入を防ぎ、免疫機能を活性化してくれる

私たちの健康にとって、常在菌のすべてが大切なのですが、そのなかでもっとも数が多く、もっとも重要なのは「腸内細菌」です。

ひとりの人の体内には腸内細菌が1000種類以上、総数にして100兆個以上いると言われており、これら全体を「腸内細菌叢」と言います。これは、人のからだを構成する約37兆個の細胞数よりもはるかに多く、総重量は1〜1・5kgにもなり、脳や肝臓に匹敵する重さがあります。さらに、腸内細菌たちの遺伝子のバラエティさは人の150倍にもなり、私たちがもっていない遺伝子がたくさんあるため、人ができないさまざまな仕事を果たすことができると考えられます。

腸内細菌は、善玉菌と悪玉菌に分けられることが多いようです。

からだにいい影響を与えるのが善玉菌で、悪い働きをするのが悪玉菌。ですが、体内でいちばん数が多いのは日和見菌《ひよりみきん》という菌で、善玉と悪玉のどちらにも属しません。善玉菌が増えれば善玉菌のように働き、悪玉菌が増えれば悪玉菌のように働くタイプの菌です。

腸内細菌の状態がいい、悪いというのは、多様性とバランスで決まります。

まず、腸内細菌はなるべく多様、つまり種類が多ければ多いほどいいと考えられています。さまざまな病気と、腸内細菌叢《そう》のパターンには関係があります。健康な人ほど多様性に富み、病気の人はひどく偏ったパターンを示すことが多いのです。

ですから、最近の健康ブームでよく耳にするような、「○○菌や○○株などの特定の菌だけを増やそう」という健康食品やサプリメントには注意が必要です。抗生剤、うがい薬、ワクチン、抗菌グッズ、農薬、添加物、放射能なども、腸内細菌に深刻なダメージを与え続けていることも知っておきましょう。

善玉菌を働かせるためには、悪玉菌も必要

次に、腸内細菌のバランスについては、「善玉菌：日和見菌：悪玉菌が2〜3：6〜7：1」の比率になっていることが健康的とされています。

善玉菌が増えると悪玉菌が減り、悪玉菌が増えると善玉菌が減ります。日和見菌は優勢なほうと同じような働きをする性質があるため、腸内細菌叢全体でシーソーのようにバランスをとり、その人の健康状態や病気のなりやすさなどを左右しています。

ここでひとつ重要なのは、この世界に存在するすべてのものには意味がある、と説明した

とおり、悪玉菌の働きも、じつは必要だということです。

悪玉菌をすべてなくしてしまうと、善玉菌はサボってしまってまったく働かなくなることがわかっており、善玉菌をきちんと働かせるためにも、悪玉菌の存在が必要なのです。悪玉菌がいても、それ以上に善玉菌がいる状態にすればいいのです。

腸内細菌がいい状態では、以下のように、人の腸内でとても多くの役割を果たしています。


〈腸内細菌の本来の役割〉

- 病原菌の侵入を防ぐ。
- 食物の消化、吸収を助ける。
- 必須アミノ酸、必須脂肪酸、ホルモン、ビタミン、ミネラルといった栄養素を供給する。
- 有害物質（農薬、添加物、発がん性物質、放射性物質など）を分解する。
- 免疫を活性化させ、感染を防ぎ、炎症、アレルギー性疾患などを抑制する。
- 神経伝達物質の産生を助け、神経系や大脳活動を調節する。
- 腸管運動を調節し、下痢や便秘を予防する。
- 腸管以外の臓器の機能を活性化させる。
- 脂質代謝を活性化させる。
- 酵素を活性化させる。

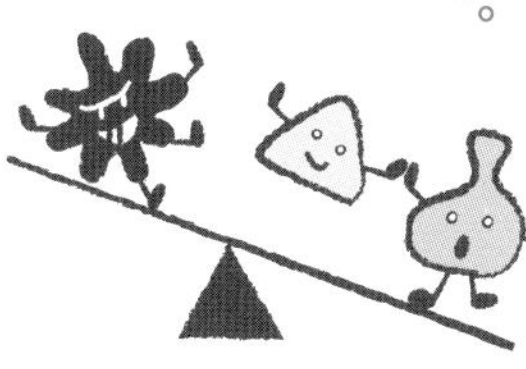

●人が消化できない食物繊維を分解する。
●短鎖脂肪酸を産生し、エネルギーを供給する。

このように、腸内細菌は人の健康を根本から支えています。最近では、さらに多くの働きが、次々とあきらかになってきています。いっぽう、腸の状態が悪く、悪玉菌が優位になると、以下のような悪さをし、病気の原因になっていきます。

〈腸内細菌の状態が悪くなると……〉

●腸内の腐敗を進め、下痢や便秘をおこす。
●発がん性物質をつくる。
●アンモニア、硫化水素、インドールなどの有害物質をつくる
（腸管や腸内細菌にダメージを与え、肝機能異常につながる）。
●免疫力を弱める。
●高血圧、がん、動脈硬化などの慢性炎症を引きおこし、さまざまな疾患の原因をつくる。
●リーキーガット症候群（ＬＧＳ）を引きおこし、さまざまな疾患の病因をつくる。

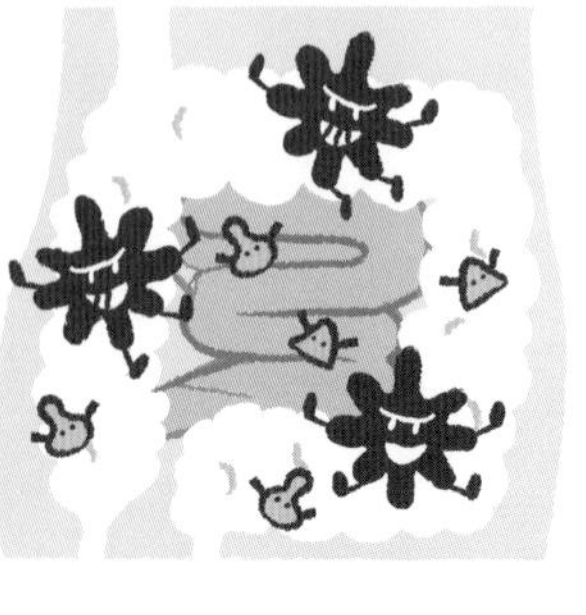

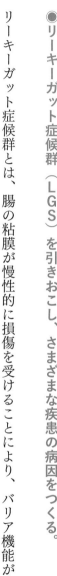

リーキーガット症候群とは、腸の粘膜が慢性的に損傷を受けることにより、バリア機能が

低下し、細菌、ウイルス、毒素、未消化の食べものなど、さまざまな有害物質が漏れる状態です。アレルギー性疾患、下痢や便秘などの消化器障害、リウマチ、偏頭痛、更年期障害、子宮筋腫、うつ病や自閉症などの精神疾患との関連も示唆されています。

3歳までに多くの腸内細菌をとり込むことが必要

ごらんのとおり、腸および腸内細菌の状態が、人の健康にとっては非常に重要なのです。腸内細菌は、私たちの健康に密接に関係していますので、これからもう少し詳しく説明します。

腸内細菌叢は、人のからだの中で、どのようにつくられていくのでしょうか。じつは、妊娠中の母体内の胎児は無菌の状態で、腸内細菌は存在しません。腸内細菌の確立は、お産の途中からはじまり、新生児はまずお産のとき、母の膣内で腸内細菌に触れます。誕生後は、母、父やきょうだいなどの家族、ペット、室内の細菌などをとり込んでいきます。生後数時間で、すでに腸内細菌が確認でき、数日後には1gあたり1000億個もの腸内細菌が生息していると言われています。

妊娠末期の母の膣内では、グリコーゲンの分泌が増え、乳酸菌が特異的に増加し、子どもがはじめて菌に触れる準備をしています。また、妊婦の乳頭にはビフィズス菌が常在しています。新生児は、母乳が出る出ないにかかわらず、授乳のたびにビフィズス菌をとり込んでいます。さらに、母乳にはビフィズス菌だけが消化できる多糖類のオリゴ糖が含まれています。

人にはこのように、善玉菌の代表とされる乳酸菌やビフィズス菌を、新生児の腸内で優先的に増やす自然のしくみが備わっています。その後も、食事、家族、ペットや家畜、保育園や幼稚園、友だち、外出先の空間などから、さまざまな微生物をとり込んでいきます。人生のごくはじめの乳幼児期、とくに3歳までになるべく多くの菌に触れ、とり込むことによって、バラエティに富んだ腸内細菌叢が確立されていきます。

乳幼児は、いろいろなものに触れたがり、なんでも口に入れたがる時期がありますが、これは、自分が生まれた環境の微生物をとり込んで、外界と一体になろうという無意識の反応とも考えられます。

腸内細菌は生涯、健康と病気にかかわり続ける

このように、すべてのことには意味があり、無駄なことは何ひとつないのです。この時期に確立される腸内細菌叢は、なんと、その人のその後の生涯にわたる健康状態、からだの丈夫さ、病気になったときのからだの反応など、基本的なパターンを決定してしまうほど重要です。

腸内細菌は、その後も食事や生活環境、年齢などの影響を受け、生涯にわたって変化しな

がら、私たちの健康や病気と密接にかかわり続けます。

現代は、「とにかく安全」であることを第一に考える傾向にありますので、病院で管理されたなかでの出産があたりまえになってきています。子どもがはじめて触れる環境が、その後の健康状態を左右する可能性を考えると、微生物の観点から見ても、菌を排除することのよしあしをあらためて考えなければなりません。

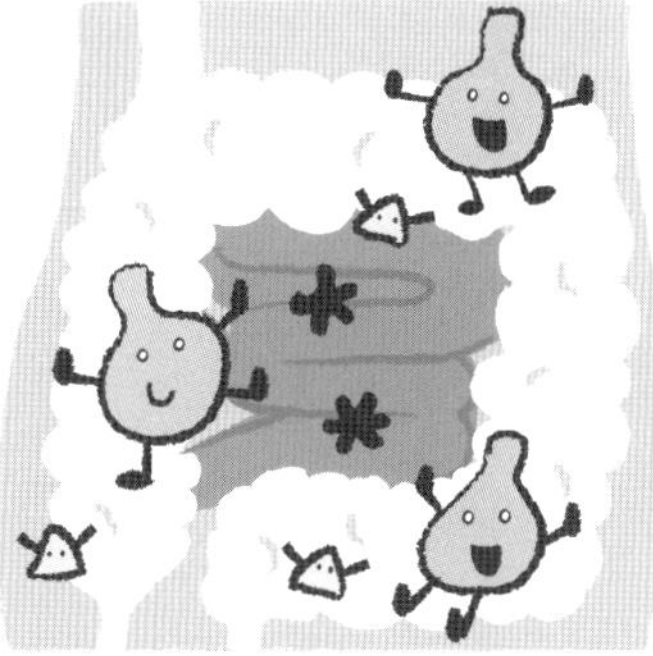

腸内細菌のバランスと免疫異常は密接な関係があり、さまざまな病気を引きおこしている

腸内細菌と免疫異常による病気の増加には、きわめて密接な関係がありますが、その理解のために、まずは免疫について説明します。

免疫とは、かつては「一度かかった病気にはかからない」という、経験的な現象を意味していました。たとえば、麻疹にかかって治った人は、もう二度とかからないという意味で、「麻疹に対しての免疫がついた」と言っていました。現在では、より大きな生体防御のしくみ全体について使われる言葉になっています。簡単に言うと、「免疫とは、自分と自分以外の異物を区別し、異物を排除する反応」を意味します。この「異物」には、外からくる病原ウイルスや病原菌のほかにも、外科手術で移植された他人の臓器なども含まれます。また、からだの内部から発生する異常な自分の細胞（がん細胞など）も含みます。

このように、免疫とは自己を防衛するシステムそのもの。つまり、健康に生きていくためになくてはならない基本の機能です。病気の予防、発生、経過、治り方のすべてに、大きな

影響を与えています。

あらゆる病気の背景には免疫の異常がある

しかし、本来は自分のからだを守るはずの免疫が異常をきたすことで、逆に病気を引きおこすこともあります。この免疫の異常による病気は、少し増えているというレベルではなく、近年、爆発的に増加しているのです。免疫の異常による病気の代表は、アレルギー性疾患、自己免疫疾患になります。このうちアレルギー性疾患は、わずか50年ほど前は約1000人にひとり、70年ほど前は約1万人にひとりの病気でした。現在はそれが、ふたりにひとりにまで急増しています。ほかにもあらゆる現代病（生活習慣病、がん、うつ病、発達障害……）の背景にも、じつは免疫機能の低下や慢性炎症など、免疫のコントロールがきかない状態がベースにあるのです。

過剰な滅菌・除菌は免疫力を低下させる

では、免疫に異常をきたす原因はなんなのでしょうか？　また、どうしてこんなにも急増しているのでしょうか？

すべてのことには理由があるはずです。そしてその原因はひとつではないでしょう。生活習慣の変化がとても大きな影響を与えていることは、疑いようがありません。しかし、もっとも根本的な原因は、昔はあたりまえにいた寄生虫や微生物を、「常識的な衛生管理を超えて、必要以上に排除した」ことにあります。

上下水道の整備や手洗い、入浴などの基本的な衛生管理は必要です。とはいえ、日々の暮らしにおいて、アルコールによる手指消毒、合成石けん・洗剤、抗菌グッズなどを使用し、なんでも滅菌・除菌することは、いささか過剰な対応と言えます。

また、風邪などに対する不適切な抗生剤の使用にも問題があります。畜産の分野でも抗生剤が使用されています。ときには抗生剤を使うべきですが、安易な使用は必要ないばかりか、かえって免疫力を落とすことにつながります。

寄生虫がいなくなり、免疫が暴走しやすくなった

私たち人間は、多くの微生物と共生している超個体なのであり、私たちだけでは免疫をうまくコントロールできません。つまり、腸内や口腔内の常在菌や常在ウイルス、さらには、かつていた寄生虫などと連携しないと、正常な免疫反応を維持できないのです。

戦前までの日本では、ほとんどすべての人がなんらかの寄生虫に感染していました。寄生

虫は、生存のために、私たちの免疫系をコントロールするしくみをもっており、とくに過剰な免疫反応をおさえる働きをしていました。実際に現代でも、寄生虫感染者には、アレルギー性疾患や自己免疫疾患がほとんど見られません。寄生虫がいなくなった現在では、私たちの免疫系をコントロールするリモコンのひとつがなくなったため、免疫系が暴走しやすい状態になっているのです。

その結果、本来は反応しなくてもいい花粉や食べものなどに反応するようになったのがアレルギー性疾患であり、自分の細胞を攻撃するようになってしまったのが自己免疫疾患です。さらに、自閉症やがんなど急増している多くの病気の背景にも、免疫の異常が関係していると考えられます。

常在菌の排除が現代病を引きおこす

すでにいなくなってしまった寄生虫を現代人に戻すことはほとんど不可能です。しかし、じつは免疫系を調整をするリモコンはもうひとつあり、それが腸内細菌などの常在菌なのです。その最後の砦《とりで》であり、本来は敵ではない常在菌を排除（なんでも滅菌・除菌）してしまう生活習慣のために、現代病が増え続けているのです。

ちなみにわが家では、うがいや手洗いは基本的には流水で、洗濯やそうじは石けんや重曹《じゅうそう》やクエン酸などを使っています。抗菌グッズというものはありません。洗剤類も、お風呂用・そうじ用などと分ける必要もなくなり、非常にシンプルになりました。

身のまわりを見直してみることからはじめられる対策は、たくさんあります。免疫状態を整えるための基本も日常生活にあるのですから、やはり、「自然に沿って暮らす」ということをしていくのが、腸内細菌などの常在菌を整えることになります。

微生物を排除している行為とは、マクロ的な視点から見た、地球を傷つける行為とまったく同じ。結局は、自然に反した行為がまわりまわって私たちのからだを傷つけ、病気を引きおこしているのです。

人にとっても、微生物においても「いい選択」を

今度は、その自然に沿ったものごとを選択するにあたっての考え方を示します。これは日常生活から生涯の生き方の選択まで、いつでも適応できるものです。この考え方を本当の意味で理解すれば、もはや選択に迷わなくなります。

わかりやすく言えば、自然の法則は、「自分にとっても」「自分以外のすべての人にとっても」「人以外のすべての生物にとっても」「また、いつの時代も」「どこにいても」変わらないものなのです。

自然に沿ったものごとを選択するときに大切にしたいこと。それは、「生物的、空間的、時間的に、本当にそれがいい選択なのか?」と考えることです。今の自分からどんどん範囲を拡大していったときに、「どこまで拡大してもずっといいもの」を選択するのです。

1=生物的
人→動物→植物→微生物→地球。
2=空間的
自分→家族→親戚→仲間→地域→日本→世界→地球。
3=時間的
今→1週間後→1か月後→1年後→10年後→100年後→1000年後……。

人にとっては都合がいいけれど動物にとってはよくないことよりも、人にとっても動物にとってもいいことを選びます。さらには、植物にとっても、微生物にとってもいいことのほうが、よりいい選択ということになります。

今、グローバリゼーション(地域や国を越えて、産業や経済の統合が進む現象)の波が押し寄せ、世界的に進んでいます。

私は、いつもグローバリゼーションを以下のように説明しています。

「グローバリゼーションとは、世界を黒1色で塗りつぶす作業です」

現在、世界には80億人近くの人が住んでおり、それぞれが自分にしかない個性的な色をもっています。真っ白なキャンバスに、それぞれの人がそれぞれの色を使って、共同で絵を描いているのです。80億人の共同作業で、地球というキャンバスにどのような絵が描かれるでしょうか？　80億色あれば、無限のバリエーションで絵が描けますね。

ところが、グローバリゼーションの究極の姿は、すべての人が同じ色（たとえば黒）をもつことになります。これでは、真っ黒な絵しか描けません。いえ、絵にもならないでしょう。強調しますが、「みんながしているから正しい」という基準はありません。みんなと同じことをするのは、安心で簡単で早くて便利かもしれませんが、何も考えていない証拠でもあります。

衣食住、医療、農、政治、経済、教育、仕事……、ありとあらゆる分野で、現代文明のほころびが広がっており、それが次々とあきらかになってきています。それは、みんながしていることが「大丈夫ではない」からではないでしょうか？

私は、これらの問題の根本は共通していると思っています。自然の摂理や本質に反していることが根本的な問題なのです。私は医師ですので、そのことを医療・健康の分野から伝えていきます。そろそろ私たちは、これからどのようにすればいいのかを、個人のレベルにおいても、社会全体のレベルにおいても、真剣に考える時期に入ったのではないでしょうか。

file.3

腸内細菌を育む自然に沿った食の基本

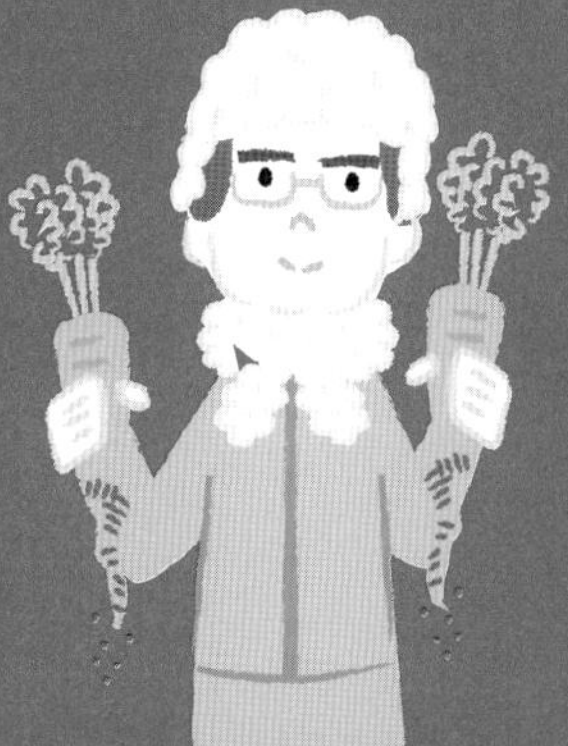

日本人は「和食」を自然に沿った食事でとることで、腸内細菌のバランスがよくなる

食は、私たちの健康にとってもっとも重要な要素のひとつです。

ところが忙しい現代人は、便利さや手軽さを優先し、ファストフード、インスタント食品、冷凍食品、レトルト食品、缶詰、瓶詰といった加工品など、食品添加物がたっぷり含まれた食材を多用しています。その結果、自然からかけ離れた食生活になりがちです。

お金や手間がかかりますが、家族の健康のためにも、できるだけ素材そのものを選んで使い、食事を手づくりすることで、自然に沿った食生活に戻すことが大切です。

理想の食生活は、自然農や有機（オーガニック）農でつくられた旬の食材を使い、食品添加物などの化学物質を使わない「自然に沿った食事」です。日本の伝統食である「和食」は、私たち日本人の体質に合っています。ごはんやみそ汁を中心とする一汁三菜の和食こそが、日本に住んでいる私たちにとって、ふさわしい食事と言えます。

じつは、住んでいる気候や風土、遺伝が異なれば、からだにいい食事の内容も変わってきます。たとえば、パプアニューギニアの高地に住む人たちは、食事のほとんどが、タロイモ

や、さつまいもです。それでも彼らの栄養が足りなかったり病気がちだったりということはありません。プロレスラーのような筋骨たくましい体型の人が多く、みな健康。アフリカのマサイの人たちは牛乳を1日に何リットルも飲むと伝えられます。彼らも身体能力が高く、健康に生きています。伝統的な生活をしているイヌイットの人たちは、トドやアザラシなど、ほぼ動物性食品100％の食事をしていますが、病気も少なく健康です。

日本人特有の腸内細菌が健康を支える

私は、動物性食品をあまり推奨していませんが、マサイやイヌイットの人たちは、動物性食品中心の生活でも問題なく暮らしています。どうして、このような違いが出るのでしょうか。答えは腸内細菌にあります。パプアニューギニアの人たちはいもだけを食べていても、腸内細菌がすべての栄養素を補っているのです。同様に、マサイやイヌイットの人たちも、彼らに適合した腸内細菌をもっています。腸内細菌は、その土地と切っても切り離せない関係にあります。

日本に住む私たちも、日本人特有の腸内細菌をもっています。ですから、外国のものを食べたり、外国から入ってきた新しい健康理論に合わせたりする必要はありません。

土地の恵みであり、知恵と工夫によって長年日本人の生活を支えてきた和食がもっとも健康に役立ち、腸内細菌もそれに合ったいいバランスを保っているのです。健康のためには、その土地に合った食事で腸内細菌を整えることが何よりも大切です。

積極的にとりたい食材「まごわやさしい」

日本人のからだに合う食事は、伝統的な和食です。

和食は、①ごはん ②みそ汁 ③漬けものの三点セットが基本になります。それに、梅干しとごま塩を加えるのがいいでしょう。

ごはんは、ビタミン、ミネラル、食物繊維などが豊富な玄米がおすすめです。炊き方を工夫すればモチモチとおいしくできますが、玄米が苦手な人や体質の合わない人は、分づき米や雑穀・豆類を混ぜてみてください。

これに、食品研究家で医学博士の吉村裕之先生が提唱されている「まごわやさしい」を参考にしておかずを加え、一汁三菜を目安に献立を考えます。具体的には、以下の食材が健康に役立つとされています。普段の食生活に、積極的にとりいれましょう。

ま＝まめ……大豆（みそ、しょうゆ、豆腐、納豆など）、小豆、えんどう豆、いんげん豆

ご＝ごま……ごま、木の実（松の実、ピーナッツ、くるみ、ぎんなんなど）

わ＝わかめ／海藻類……わかめ、こんぶ、ひじき、のり、あおのり、あおさ

や＝やさい……根菜、葉菜（キャベツ、白菜など）、果菜（なす、トマトなど）
さ＝さかな……小魚（しらす、あじ、いわし、さんまなど）、貝類、桜えび
し＝しいたけ／きのこ類……しいたけ、しめじ、えのき、きくらげ、エリンギ
い＝いも類……さつまいも、里いも、じゃがいも、山いも、長いも

毎度の食事ですべてとることは難しいので、1週間くらいの間で、なるべくまんべんなくとれるように工夫しましょう。

注目したいのは、ここに肉類や牛乳が含まれていないこと。日本人には、基本的に動物性食品（小魚や貝類を除く）は必要ないのです。

50年前と現在の食品栄養表を見比べると、野菜に含まれるビタミンやミネラルは激減しています。化学肥料の使用やハウス栽培など、作物のつくられ方に問題があるためです。腸内細菌のダメージに加え、作物の栄養価の低下により、現代人の多くが栄養障害になっています。これが多くの現代病（高血圧、糖尿病などの生活習慣病や、がん、うつ病、さらに発達障害など）の原因になるため、サプリメントや肉食をすすめる人もいます。それらにより、栄養障害が一時的に改善する例も見られますが、いっぽうで腸内細菌のさらなるダメージにつながります。また、肉食の環境への長期的な悪影響のことも考える必要があります。

旬の野菜の栄養価は昔とほとんど変わらず高いので、地域の自然農や有機農の新鮮な野菜を工夫してとれば、特別な食事を多くとらなくても栄養障害にはなりません。

「腹八分」が健康の基本。よく噛むことで唾液が増え、免疫が強まる

「腹八分に医者いらず」ということわざがあります。少食が健康の基本であることは、日本のみならず、海外でも古くから知られています。さらに、「腹七分で病半分」、「腹六分で老いを忘れる」という言葉も。

現代に多いがんや高血圧、高コレステロール血症、糖尿病、肥満などの生活習慣病の原因に、「飽食」があることは間違いありません。日本では、江戸時代（元禄期以前）は1日2食だったという説もあります。少食により寿命が長くなること、がんの発生率の低下や生存日数が長くなることなど、健康にとっていい面が多数報告されています。

食べすぎると、消化や吸収、代謝が追いつかず、消化管が疲れ、胃腸や膵臓《すいぞう》、肝臓に負担がかかります。食べものに含まれる添加物、農薬などの化学物質、毒物も蓄積します。また、消化管に血流がとられることにより、全身の冷えにもつながり、免疫力が低下します。血糖値の急激な変動により、ストレスに対処する副腎《ふくじん》が疲れ、精神的にも不安定になります。

子どもでも、基本は食べすぎないほうがいいでしょう。ただし、育ち盛りで食欲が旺盛な

子どもの場合、特別に少食を意識する必要はありません。部活などで運動量が多い子やよく遊ぶ子に制限は不要です。食べた量を消費できていればまったく問題ないのです。

ひと口につき、30〜50回噛むことを心がける

食事は、ひと口につき、30〜50回くらい噛むことを心がけましょう。病気の人は100回以上でもいいと言われます。

日本には、箸置きというものがあります。本来は、ひと口食べるごとに箸をおき、よく噛み、時間をかけて料理を味わいながら感謝していただくのが、日本ならではの食文化です。しかし、現代の食事はやわらかいものが多く、あまり噛まないでも飲み込むことができてしまいます。食事時間もとても短く、数分で1回の食事を終えている人もいます。

よく噛むことにより唾液の分泌が増え、胃腸での消化・吸収を助けます。また、唾液には免疫物質が多く含まれており、免疫を増強し、病気や虫歯を予防する作用があります。ひと口につき30回以上噛むことにより、農薬、添加物、発がん性物質などの有害物質のほとんどが口の中で分解されます。よく噛むことは、脳への血流や振動などの刺激を増やし、乳幼児の知的発達を促したり、高齢者の認知症を予防したりします。また、味覚が発達し、食欲の増進や心理面にもいい影響を与えるなど、じつにたくさんの有益な作用があるのです。

「身土不二」――その土地でとれる旬の食材を食べることでその土地にふさわしいからだをつくる

「身土不二《しんどふじ》」とは、人のからだ（身）と住んでいる風土（土）には密接な関係があり、その土地に住む人々の健康にとって、もっとも適した作物がもっとも適した時期にとれる、という考え方です。

たとえば、夏にはからだを冷やす野菜（きゅうり、なす、トマトなど）が、冬にはからだを温める野菜（ごぼう、にんじん、れんこんなど）が収穫されます。春にとれるふきのとう、わらび、菜の花などの山菜や野草は苦みが多く、冬にたまった脂肪分や毒素の排出を促します。

このように、季節ごとにとれる作物にはそれぞれ意味があるのです。つまり、食材は地元でとれる旬の作物を選ぶのが健康にとっていい、ということになります。

このことは、微生物の観点からも説明できます。土の中の微生物は、不用の有機物を分解し、植物に養分を供給している、地球の大きな循環の要です。それぞれの土地に、異なる固有の微生物がいます。たとえば、熱帯には熱帯地方の、温帯には温帯地方の、寒帯には寒帯地方の微生物がいます。

さらに、自然環境は気温だけではなく、天気、降水量、日照量、湿度、風、地形など、さまざまな影響を受け、それぞれの土地で増えやすい微生物が異なります。

同じ日本国内でも、地域によって微生物の組成はすべて異なると考えられます。同じ地域でも、農薬や化学肥料を使うか使わないかなど、作物の育て方によっても変わってきます。

植物に養分を供給しているのが微生物ですので、その土地固有の微生物が、その土地にふさわしい作物を育て、その土地にふさわしい私たちのからだをつくります。その結果、私たちの体内で増えた腸内細菌などの常在菌は自然に土に戻され、再び私たちのからだをつくる植物を育てる、という循環が生まれます（糞尿をたい肥として使用することをすすめているわけではありません）。

土地の微生物と一体化することが健康につながる

このように、私たちのからだは、その土地の微生物と一体化していくことによって、お互いに支え合いながら健康につながっていくのです。自然のしくみは、特別な理屈を考えなくとも、私たちの健康を支えています。ですから、自然に沿った暮らしをしていれば、病気にならないということになります。

現在の日本では、旬の食べものという考えが失われつつあり、季節にかかわらず、ほぼ一年中好きなものを食べることができます。作物の栄養価が激減していると書きました（123ページ）が、旬の野菜と旬ではない野菜は、見た目は同じでも栄養価がまったく異なります。また、日本とはまったく気候や環境の異なる熱帯や寒帯、地球の裏側からも、食料を輸入しています。輸送には莫大なエネルギーが必要ですし、農薬や防腐剤、保存料などの添加物を大量に使うことにもなります。

地産地消がいいのは、ただ単に輸送費がかからないという経済的なメリットだけではなく、健康の観点においてこそ重要なのです。

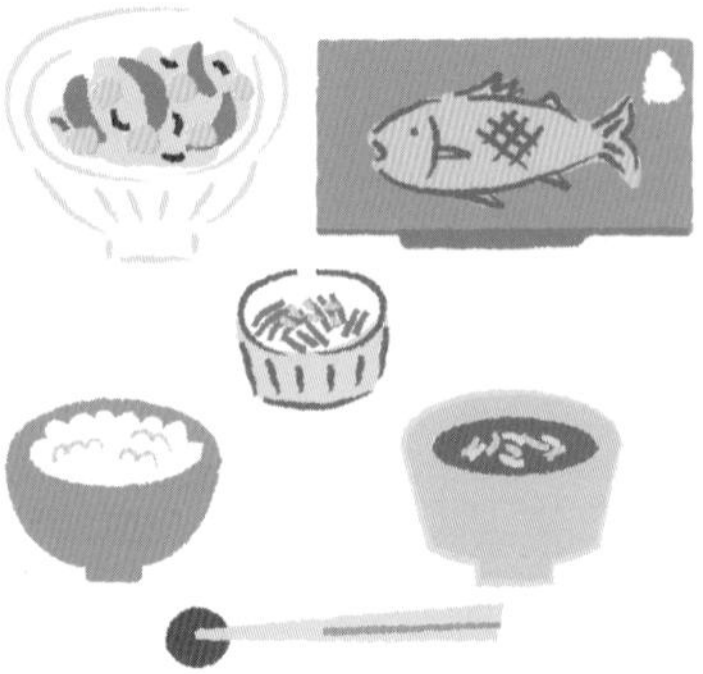

「一物全体食」――食はいのちを丸ごといただくこと。白米、白砂糖……精製された食品は避ける

「一物全体《いちぶつぜんたい》」とは、生きているものはすべて丸ごとで完全であり、かつバランスがとれているという意味。そして、食材も丸ごと全体をいただこうというのが「一物全体食」の考え方です。そして食べることとは、生きものの「いのち」をいただくという行為になります。

たとえば、米なら精米した白米ではなく玄米が、パンや小麦粉なども精白粉ではなく、できるだけ全粒粉を使ったほうがいいのです。野菜の皮や根は、なるべく捨てないで積極的に利用します。精製された食品は、ミネラル、食物繊維、ビタミンなどの栄養成分が激減しています。精製食品をとると、それ自体の消化・吸収のためのビタミン・ミネラルが足りないため、骨やほかの臓器からもってくる必要があり、全身に負担をかけることになります。

現代では、「食べにくい」「見た目が悪い」などの理由から、出まわっている食品の多くが精製された食品です。しかし、自然にあるもので、本来、無駄なものは何ひとつありません。人の都合で、いらない部分をとり除いて捨てるという考え方自体が、自然の法則から外れたものとも言えるでしょう。

また、精製されていない食品はおいしくないというのも、単なる先入観ではないでしょうか。手をかけて育てられた野菜は、皮つきのほうがおいしくいただけます。皮をむく手間も省けますし、ゴミも少なく、わが家にとっては一石二鳥でした。

米も、白米だと噛まなくても一気に甘みが広がりますが、甘みは急速になくなるため、味わい深さがありません。いっぽう、玄米は噛めば噛むほど、風味やうま味が増していきます。

精製されていない食物は解毒力、排出力を高める

本来、栄養素は、一物全体の状態からよく噛んで食べ、時間をかけて消化・吸収することが、からだにとって理想的です。病気などで、極端に消化・吸収の能力が落ちている場合を除き、消化にいいものをとる必要はありません。消化管の機能を怠けさせるだけでなく、腸内細菌にも悪影響を与えます。

精製され、単独になった栄養素を大量にとるという行為は、歴史をふり返ってみても、近代になるまでありませんでした。白米や小麦粉だけでなく、白砂糖、精製塩、化学調味料、さらには薬やサプリメントなども同様に、精製された食品の仲間です。

農薬や放射能を心配して、玄米など未精製の食物を避ける人もいるかもしれません。たしかに、農薬などは、ぬかや外皮の部分にたまりやすく、人体に有害です。しかし、私はそれ

でも「一物全体食」をすすめます。なぜなら、解毒力、排出力を高めてくれるのが、「一物全体食」であるからです。放射能を避けることも大切ですが、たとえ口にしたとしても、その分、排出できるからだであることのほうが、より重要であると私は考えています。

米の栄養素である脂質、ビタミン、ミネラル、食物繊維は、精白することでとり除かれてしまうぬかや胚芽の部分に多く含まれます。ですから、白米より玄米のほうが栄養豊富であり、食事の原則である「一物全体食」の観点からも、すぐれていることになります。

最近は、農薬や放射能を気にするお母さんたちが、玄米ではなく白米にしているという話をよく聞きます。ぬかや胚芽に含まれるそれらの毒物を避けたい気持ちもわかります。

これらに対処する原則は、とらないこと、解毒・排出することに尽きますが、たとえ気をつけても、知らず知らず摂取してしまっている現状があります。避けることばかりに目を向けず、抵抗力や解毒力を上げる必要があります。その点、玄米にはとても強い解毒・排毒作用があります。

玄米に含まれるフィチン酸やアブシジン酸が、ミネラルを排出したり、さまざまな健康障害をおこしたりするという意見もありますが、私はこれも解毒作用のひとつと考えています。気になる人は、発芽玄米や酵素玄米にしてみてください。体質的に玄米が合わない人は、玄米を煎ってから炊いたり、分づき米や雑穀米からはじめてみたりするといいでしょう。

日本人の健康を守ってきた発酵食品。発酵の微生物は、善玉菌そのもの

日本は、世界でも有数の発酵食文化をもちます。毎日の食生活のなかで、みそ、しょうゆ、酢、みりん、ぬか漬け、納豆、けずり節、麹など、さまざまな発酵食品が使われています。こうした発酵食品が、昔から日本人の健康を支えてきました。

発酵食品は、微生物の働きで食品を発酵させることにより、栄養価や保存性が高まるなど、人にとって有用な食べものに変化した食品のことです。発酵を行う微生物には、一般に善玉菌と言われる麹菌、酵母、乳酸菌（ビフィズス菌を含む）、酢酸菌、納豆菌などがあります。

発酵食品には、以下のような、健康にいいさまざまな効果があります。

●腸内環境を整える（整腸作用、便秘解消、腸内細菌の安定、免疫力アップなど）。
●抗酸化作用がある。
●デトックス作用がある。
●うま味、甘みなど、風味がよくなる。

●ビタミン、ミネラル、アミノ酸などの栄養価が高くなる。
●食品の保存性が増す。

腸内細菌は多くの種類の共存が望ましい

発酵食品は、できるだけ天然素材（自然農や有機農でつくられた食材で、食品添加物を使用しない）、天然醸造（伝統的な製法）でつくられたものを選びましょう。もし可能なら、自分でつくってみるといいでしょう。

わが家でも、みそ、しょうゆ、みりん、酢、麹などは自作しています。つくり方を覚えれば、じつはそれほど難しくないのです。ほかにも、野菜や果物でつくった酵素ジュース、天然酵母をとって活用したパンづくりなど、いろいろな自家製の発酵食品を楽しんでいます。

ヨーグルトやチーズも代表的な発酵食品ですが、動物性食品であるため、とりすぎには注意が必要。その点、豆乳ヨーグルトはおすすめで、わが家では自作して毎日食べています。

乳酸菌とひとことで言っても、何百もの種類があります。腸内細菌は、できるだけ多くの種類が共存していることが望ましいので、多くの種類の発酵食品を積極的に食べましょう。

食物繊維は腸内環境を整え、消化管の免疫を増強する

食物繊維とは、炭水化物の一種で、人の消化酵素では分解されない食物の成分です。発酵食品とともに、おもに腸内環境を整えるための重要な役割を果たしています。

食物繊維には水溶性と不溶性があり、どちらも大切です。以下のように、とても多くの健康にいい働きがあります。

●整腸作用がある（腸内有用菌群を増やす）。
●便秘を解消する（便をやわらかくする、容量を増やす、排泄を促進する）。
●大腸がん、直腸がんを予防する。
●血糖値が安定する（糖の吸収をコントロールする）。
●コレステロールの吸収を抑制する（胆汁酸を排出する）。
●ミネラルの吸収を促進する。
●満腹感を維持する。

●よく噛む必要がある（唾液の分泌が増え、消化・吸収を促進する）。
●解毒作用がある（農薬、発がん性物質、放射性物質などの毒物を吸着する）。
●消化管の免疫が増強される。
●活性酸素が減少する（活性酸素は病気の85〜90％に関与している）。

ちなみに、食物繊維の摂取は、成人女性（18〜64歳）で1日18g以上、成人男性（18〜64歳）で21g以上が目標量ですが、現代人のほとんどは摂取量が足りていません。足りない最大の理由は、主食が玄米から白米にかわったためです。また、やわらかくて口あたりのいい食べものが増えたことも理由のひとつです。食物繊維を意識してとるようにしましょう。

〈食物繊維の多い食べものの例〉
穀物（玄米、玄麦《げんばく》、ひえ、あわ）、豆（大豆、とくに納豆）、根菜（ごぼう、にんじん、大根、こんにゃく）、いも類（さつまいも、里いも）、海藻類（わかめ、ひじき、ふのり）、その他（きのこ類、ごま、たけのこ、おから、オクラ、かぼちゃ、とうもろこし、ブロッコリー、ブルーベリー）など。

制限すべきなのは塩なのか、砂糖なのか？　気をつけるべきは砂糖。百害あって一利なし

海水には、１００～２００種類ものミネラルが含まれています。ミネラルは単独で考えるよりも、ほかとのバランスが重要です。たとえば血圧を正常値に保つには、ナトリウムとカリウム、カルシウムとマグネシウムのバランスなど、いくつものミネラルの比率を保つ必要があります。

海水からつくられた天然塩（天日海塩）は、さまざまなミネラルがバランスよく含まれています。この海水から、あらゆるミネラルをとり除き、塩化ナトリウムという1種類の物質（純度99％以上）にしたものが精製塩です。これは、砂糖と同じように高純度の化学合成物質であり、食品というよりは薬品と言ってもいいものです。「一物全体食」の原則から見ても、不自然で健康によくないものになります。

厚生労働省や医師は、塩分を厳しく制限するように指導しています。「日本人の食事摂取基準」２０２０年版によれば、成人男性で1日7・5g未満、成人女性では1日6・5g未満が摂取基準量となっています。その基準にあてはめ、味けのない食事を我慢しながら食べて

いるという人も少なくありません。しかし、制限すべきなのは精製塩であり、塩分ではありません。現代人はむしろ塩の摂取が足りない状況にありま す。砂糖は嗜好品であり、とらなくてもなんの問題もありませんが、塩分は生命活動にとってなくてはならないもの。精製塩ではなく、天然塩を使うようにしましょう。

砂糖は、驚くほど多くの病気に関係

現代は、甘いものにあふれており、現代人は、砂糖類をとりすぎています。人類の歴史のなかで一度にこれほど多くの砂糖をとる習慣はなく、からだはその変化に対応できていません。食べもののなかで、砂糖はもっとも健康に悪い影響をおよぼし、驚くほど多くの病気に関係しています。糖質の種類による血糖値の推移の違いを下の図に示します。

糖質の種類と、血糖値の推移・病気

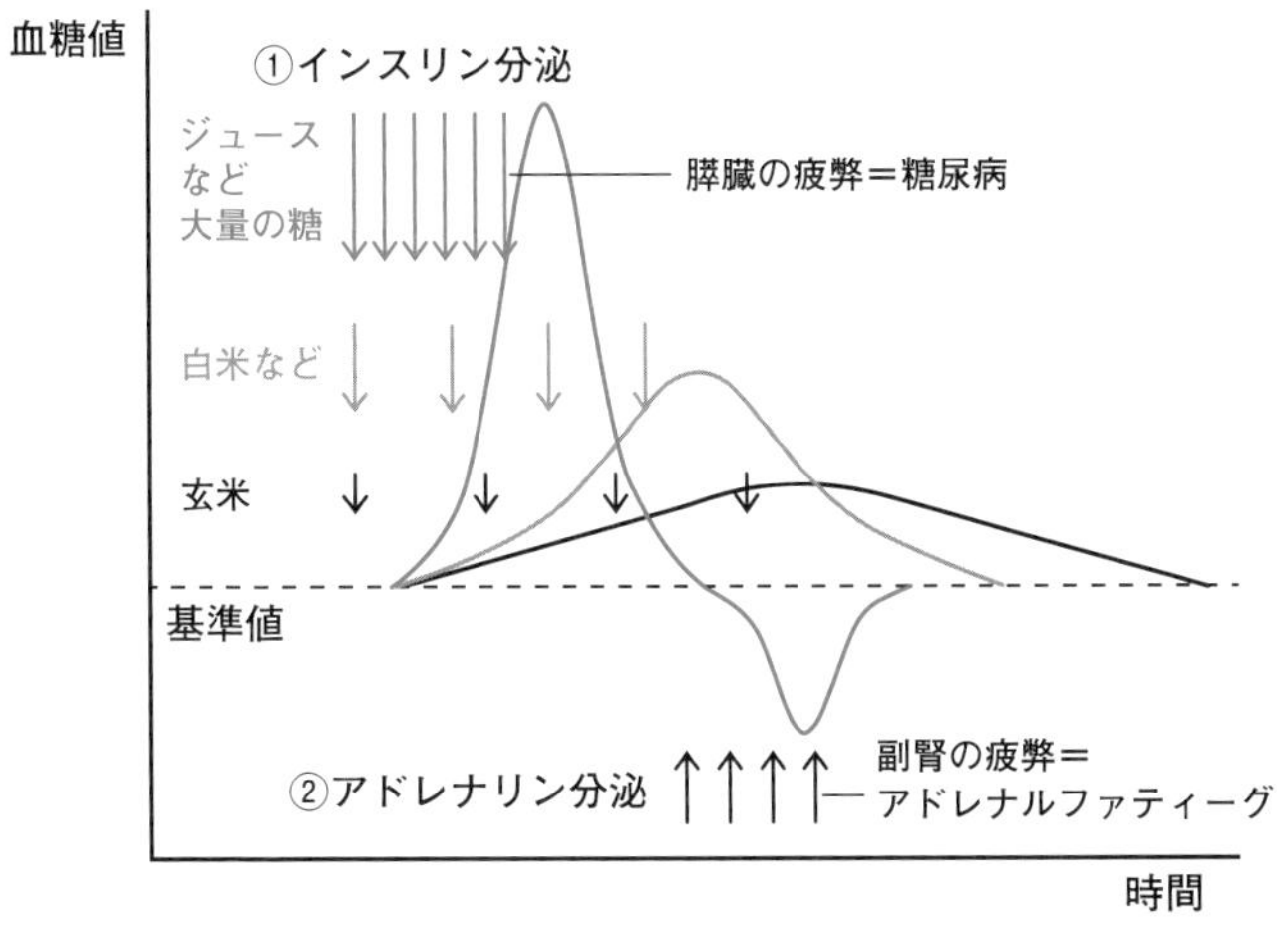

1＝血糖値の急激な上昇（→膵臓の疲弊）

砂糖を大量にとると、血糖値が急上昇し、膵臓は血糖値を下げるホルモンであるインスリンを急いで大量に出します。これをくり返すことにより、膵臓が疲弊します。膵臓が疲れきった状態になったのが糖尿病です。糖尿病による高血糖は血管にダメージを与えます。全身の血管がボロボロになることにより、糖尿病以外にも、高血圧、肥満、脂質異常症、脂肪肝、動脈硬化、がん、脳卒中、狭心症、心筋梗塞《しんきんこうそく》、腎臓病、肝障害、神経疾患、白内障、緑内障、認知症、アルツハイマー症、老年痴呆《ちほう》など、あらゆる病気の原因となります。

2＝血糖値の急激な下降（→低血糖と副腎の疲弊）

急速に上昇した血糖値は、インスリンが大量に分泌されることによって今度は急速に低下し、その結果、下がりすぎる状態になり、低血糖を引きおこします。低血糖は緊急事態であり、血糖を上昇させるホルモンであるアドレナリンが副腎から分泌されます。これをくり返すことにより、副腎が疲弊した状態「アドレナルファティーグ」になり、たとえば低血糖症、精神疾患（うつ病、ヒステリー、パニック障害、統合失調症など）、子どもの情緒異常（落ち着きがない、大声、奇声、どなる、たたく、キレる、暴力的、夜泣きなど）、疲労、頭痛、不眠など、多くの症状を引きおこします。

3＝ビタミン・ミネラルの欠乏

砂糖は精製食品の代表であり、ビタミン（とくにビタミンB群）やミネラル（とくにカルシウム）が不足するため、骨やほかの臓器からこれらを奪うことになります。糖を細胞で利用するときにも、大量のビタミン・ミネラルを消費します。現代人はもともと、ビタミン、ミネラルなどの栄養素が不足しており、欠乏すると、さまざまな体調不良の原因になります。

4＝からだを冷やす

砂糖は、東洋医学の陰陽論において、もっともからだを冷やす作用が強いと言われています。冷えは万病のもとであり、たとえば、冷え症、アレルギー性疾患（アトピー性皮膚炎、花粉症、喘息、じんましんなど）、自己免疫疾患（関節リウマチ、ＳＬＥ・全身性エリテマトーデス、関節炎など）、婦人科疾患（子宮筋腫、月経困難症、子宮内膜症、不妊、流産、奇形など）、耳や鼻の病気（めまい、耳なり、難聴、中耳炎、副鼻腔炎など）、骨粗しょう症、便秘、痔、脱毛などの原因になります。

5＝感染症がおこりやすくなる

血糖値が高い状態では、からだを防御する白血球の活動が低下します。そのため、さまざまな炎症がおこりやすくなります。たとえば、風邪、中耳炎、気管支炎、肺炎、胃腸炎、膀胱炎、膵炎、肝炎、結核、水虫、歯槽膿漏などです。

血糖値の上がりやすさを示すGI値

GI値とは、「グリセミック・インデックス(Glycemic Index)」の略で、食品を食べたあとの血糖値の上がりやすさを示した値です。ブドウ糖を摂取したときの上昇率を100とした相対値で、GI値が低いほど血糖値の上昇が遅く、インスリンの分泌もおさえられます。つまり、分泌をつかさどる膵臓に負担をかけにくいと言えます。

おもな食品のGI値を下の表に示します。

白砂糖は110で、ブドウ糖そのものよりも血糖値が上がります。白砂糖の害は広く認識されてきており、かわりに黒砂糖やほかの糖を使用しているという話をよく聞きます。しかしGI値を見ると、黒砂糖は99、はちみつは88と、糖類はすべ

おもな食品のGI値（ブドウ糖を100とする）

白砂糖	110	じゃがいも	90	パスタ	65
グラニュー糖	110	さつまいも	55	そば	59
三温糖	108	とうもろこし	70	肉類	45〜49
黒砂糖	99	バナナ	55	魚介類	40
はちみつ	88	みかん	33	豆腐	42
メープルシロップ	73	りんご	36	卵	30
キャンディ	108	玄米	56	チーズ	35
チョコレート	91	五分づき米	58	牛乳	25
菓子パン	95	胚芽米	70	日本酒	35
食パン	91	精白米	84	みりん	15
ライ麦パン	58	うどん	80	米酢	8
全粒粉パン	50	そうめん	68		

出典：FAO WHO 国際連合食糧農業機関　世界保健機関　1998年

て高い値を示し、血糖値を上昇させる作用はどれも同じように強いことになります。ただし、黒砂糖やはちみつに、ビタミンやミネラルが含まれている点は、白砂糖よりはいいことになります。

ほかにも、精白米は84、食パンは91、うどんは80とGI値がかなり高いいっぽう、玄米は56、ライ麦パンは58、全粒粉パンは50、そばは59と、精製されていない食品のGI値は低く、からだに負担をかけないことがわかります。

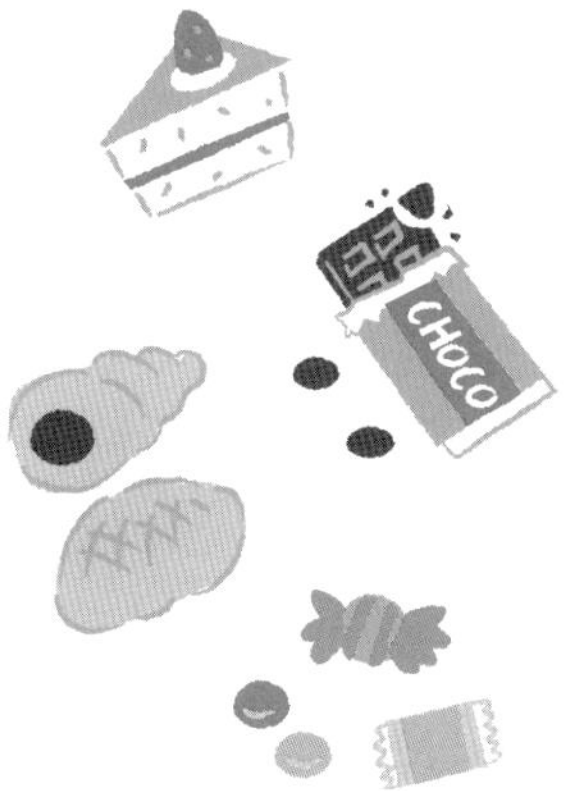

砂糖の摂取が子どもに与える悪い影響。摂取量を減らす食事で反社会的行動まで減る

砂糖の害として、世界に衝撃を与えた報告があります。1980年のアメリカのバージニア州のある少年院（総数276人）で、子どもたちを食事により2グループに分け、その後の反応を観察する実験です。いっぽうのグループには砂糖を大幅に減らした食事を、他方のグループには通常の食事が与えられました。

砂糖を大幅に減らしたグループの子どもたちは、通常の食事を与えられた子どもたちよりも、反社会的行動が約半分（46％）に減少しました。反社会的行動のなかでも、凶悪なものほど少なくなったのです（暴行82％、窃盗77％）。

当初、これは偶然と解釈する専門家も多かったのですが、翌年、12の少年院、総数約8000人に増やした再実験でも、反社会的な行動が約半分（47％）に減少するという、まったく同じ結果が出たため、再現性のある事実であることがたしかめられました。

攻撃ホルモンの分泌との関係が

　砂糖を減らしただけで、どうしてこのようなことがおきるのでしょうか。砂糖が子どもたちの精神に影響を与えるメカニズムを下の図に示します。

　砂糖の摂取による血糖値の急上昇は、逆にその後の急低下を引きおこし、低血糖になることは先に説明しました。低血糖はからだにとっては緊急事態ですので、副腎からアドレナリン、ノルアドレナリンを出して血糖を上げます。

　このアドレナリンがいわゆる「攻撃ホルモン」です。これが怒り、イライラなど、攻撃的になる原因になり、キレる、いじめ、家庭内・校内暴力、じっとしていられないなどの

糖質は精神に影響を与えることも

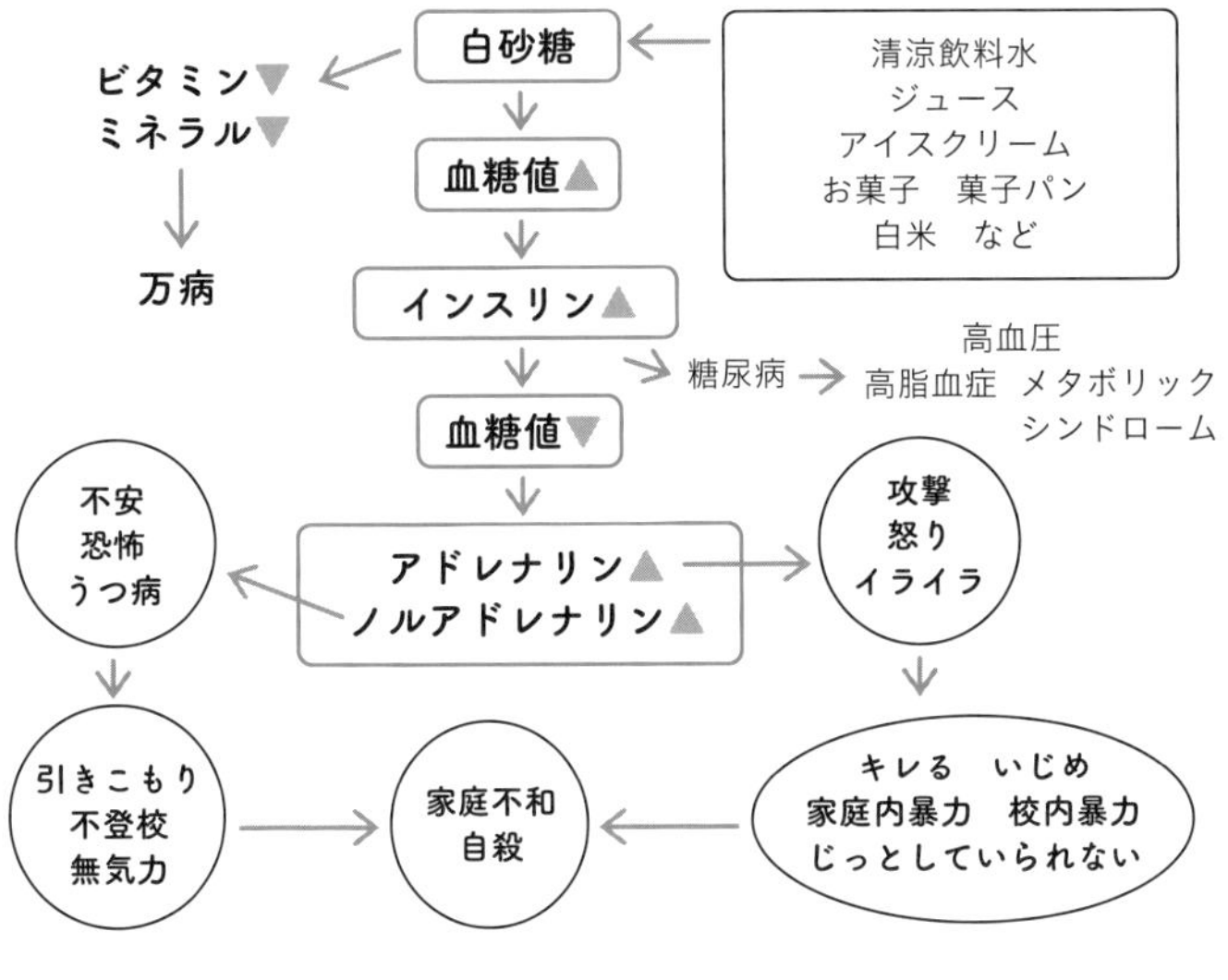

行動につながるのです。

学級崩壊も家庭崩壊も、砂糖から説明できる

いっぽう、ノルアドレナリンはいわゆる「不安・恐怖ホルモン」です。これにより、不安、恐怖、うつ状態を引きおこし、引きこもり、不登校、無気力などにつながります。学級崩壊、家庭崩壊、最悪の場合は自殺にいたる場合もあります。

もちろん、ほかにもさまざまな要因がありますが、現代社会が抱える子どもたちの心の問題のほとんどが、砂糖というたったひとつの要因で説明できてしまうということです。

また、こういった砂糖の害が知られるにつれて、糖質制限食などの極端な食事法がはやってきましたが、制限すべきなのは、あくまで砂糖類やGI値の高い糖質です。玄米や全粒粉といったGI値の低い未精製の穀物は、腸内細菌を健全に保つためにも極端に制限すべきではないのです。

食事の原則である「腹八分」（124ページ）、「身土不二」（126ページ）、「一物全体食」（129ページ）、を守り、「まごわやさしい」（122ページ）や「発酵食品」（132ページ）、「食物繊維」（134ページ）をとっていれば、糖質が問題になることはありません。

牛乳を飲むことは自然に反している。あらゆる病気の要因になる

牛乳は、牛の赤ちゃんの飲みものです。すべての哺乳類のなかで、違う種類の動物の乳を飲むのは人以外にありませんし、離乳期をすぎて乳を飲む動物も人だけです。牛乳を飲むことは、自然に反しています。

終戦直後の栄養の行き届いていなかった人や子どもたちにとって、一時的な栄養源となったことはたしかかもしれません。しかし、なぜ日本人はいまだに牛乳を大量にとり続けているのか。牛乳の是非を議論する前に、その背景を知ることが大切だと思います。まず、牛乳が人間のからだに合わない理由をあげてみます。

●日本人の多くは、牛乳に大量に含まれる乳糖を分解できないために、下痢や腹痛をおこす。
●牛乳には多くのカルシウムが含まれるにもかかわらず、最終的には逆に、カルシウムは体外へ排出され、これにより骨、歯はもろくなる。
●牛乳は、妊娠中の牛からも搾乳されているため、女性ホルモンが含まれる。さらに強力

に成長を促すインスリン様成長因子1（IGF-1）も大量に含まれる。これらは、がん、早熟・早老、不妊の原因となる。

◉飼料に問題がある（飼料に含まれる遺伝子組み換え作物、農薬、化学肥料、放射能など）。

◉牛乳のたんぱく質（カゼイン）は、人のものと異なる異種たんぱく質であるため、消化管にダメージを与えたり、アレルギー性疾患などの原因になったりする。

◉牛の乳脂肪は動物性脂肪であるため、動脈硬化を引きおこし、脳出血、心臓病などの原因となる。

◉高温殺菌されており、たんぱく質やビタミンなどの栄養素の変性、分解がおこっている。

◉脂肪が分離しないように「ホモジェナイズ（均一化）」されていることにより、酸化を早めたり、牛乳脂肪の変成がおきたりしている。

牛乳は嗜好品の範囲でとどめたい

これらの要因の複合により、牛乳は、以下にあげるさまざまな病気との関連があります。

乳糖不耐症（下痢、腹痛）、アレルギー性疾患、がん、動脈硬化（脳卒中、心筋梗塞）、自己免疫疾患、耳や鼻の病気（中耳炎、副鼻腔炎）、精神疾患（不眠、うつ病）、難病（ネフローゼ、多発性硬化症、筋萎縮性側索硬化症）、その他（貧血、自閉症、多動性障害、白内障、慢性疲労）などです。

多少高価になっても、信頼のおける農家からの地産地消で、牛にもやさしく、付加価値のある牛乳の生産が望まれます。

理想を言えば、自然妊娠であること、適度な運動をし、農薬、遺伝子組み換え作物、放射能フリーの牧草を食べた乳牛の飼育であること。妊娠中の牛からの牛乳の供給を控えること。さらに牛乳は、低温殺菌でホモジェナイズされていないこと。

こうした牛乳を流通のシステムにのせたうえで、安心安全なものを現代のように供給し続けることはできるのでしょうか。

酪農家の方々のことも考えると、現状はすぐには変えられないでしょう。でも、未来の子どもたちの本当の健康のことを考えるとどうでしょうか。牛乳はできるだけとらないこと、とったとしても嗜好品の範囲内が望ましいと考えます。

問題なのは、学校給食で牛乳が毎日出されることでしょう。厚生労働省によるカルシウムの摂取基準の決め方にも問題があります。給食は義務ではありませんので、気になる人は、学校の校長先生や保育園・幼稚園の園長先生と相談されて決めるのがいいと思います。その際に、アレルギー性疾患などの書類の提出も本来は必要ありません。

牛乳には、がんと関係する3つのホルモンが

世界40か国の「牛乳・乳製品の摂取量と乳がん発生率を分析した国際比較研究」では、牛乳・乳製品と乳がんの発生率との間に比例関係が見られることがあきらかになりました。

牛乳ががん（とくに乳がんと前立腺がん）と関係する理論的根拠は、牛乳に含まれる「ホルモン」です。牛乳には、がんと関係する3つの重要なホルモンが含まれています。女性ホルモン（エストロゲンとプロゲステロン）と、インスリン様成長因子1（IGF－1）です。

現代の乳牛は、遺伝的に改良された牛（ホルスタイン）で、多くは人工授精により妊娠をくり返し、妊娠中も搾乳されています。これにより、牛乳には人がとるにはあまりにも多い量の女性ホルモンが含まれることになります。

牛乳中の女性ホルモンは、120～130度の現行の高熱滅菌では分解されません。そのままの状態で、多量に含まれることになるエストロゲン、プロゲステロンは、ともに人のものとまったく同一のアミノ酸配列です。市販の牛乳中の女性ホルモン（エストロゲン）に発がん作用を認めたという報告もあります。

牛乳中のもうひとつの重要なホルモンが、成長ホルモンの働きにより肝臓から分泌されるインスリン様成長因子1（IGF－1）で、妊娠の有無にかかわらず分泌されています。牛の赤ちゃんは、1日に1kg以上体重を増やすこともありますが、IGF－1は、これを支え

るミルクのなかでもっとも強力な成長因子です。成長ホルモンは牛と人で少し異なりますが、IGF－1は牛と人でまったく同一のアミノ酸配列で、加熱にも強いことがわかっています。

つまりこれらのホルモンは、生の牛乳以外のあらゆる加工食品（クリーム、バター、チーズ、脱脂粉乳、ヨーグルトなど）にも、分解されずに含まれていることになります。

近年、生理不順に悩む女性や、男性不妊などが増加しています。これらの要因としても、牛乳に含まれる女性ホルモンが関係しているかもしれません。

牛乳の摂取量に比例して骨粗しょう症が多くなる

牛乳・乳製品をとればカルシウムが補えると思われていますが、それらの摂取量にほぼ比例して骨粗しょう症が多くなることが、「カルシウム・パラドックス」として知られるようになりました。

アメリカ・ハーバード大学による約10万人を22年間追跡調査した最新の研究でも、「10代のときに、コップ1杯の牛乳を飲むごとに、大腿骨骨折のリスクが9％ずつ増加する」という衝撃的なデータが発表されています。

牛乳には大量のカルシウムが含まれているにもかかわらず、牛乳をとればとるほど骨はもろくなるということですが、どうしてこのようなことがおこるのでしょうか。学会ではさまざまな説明がされていますが、私が有力と考えている理由をふたつ紹介します。

1＝牛乳にはリンが比較的多く含まれているため、カルシウムが排出される（体内でリンが減ればカルシウムが増え、逆にリンが増えるとカルシウムは減るというように、リンとカルシウムはおおむね逆に働く）。リンが多いとカルシウムの吸収を妨げたり、排出されたりするため、これを補うために、骨からカルシウムが溶け出すことになる。

2＝砂糖の摂取により低血糖がおこるのと同じで、牛乳に含まれる大量のカルシウムの摂取は、カルシウムの排出を促し、排出しすぎることによりカルシウムが失われる。

学校給食で牛乳を飲んでも身長が伸びることはない

次に、牛乳の摂取と身長の関係ですが、これも事実をもとに結論を言うと、牛乳の摂取により身長が伸びることはありません。人の最終身長は遺伝子（設計図）により決まっているため、栄養が十分であれば、設計図の範囲内で伸びるということです。

牛乳をほとんど飲んでいない1950年と、ほぼ全員が牛乳を飲んでいる2019年の日本人の平均身長を比較してみましょう。

男子の6歳では7・9㎝（1950年108・6㎝→2019年116・5㎝　以下同様）

身長が伸びています。17歳では8・8㎝（161・8㎝→170・6㎝）です。6歳から17歳までの身長の伸び幅は、69年間でわずかに0・9㎝になります。

女子の6歳では7・8㎝（107・8㎝→115・6㎝）身長が伸びています。17歳では5・2㎝（152・7㎝→157・9㎝）です。6歳から17歳までの身長の伸び幅は、69年間で2・6㎝減っています。

つまり、6歳までの身長の伸びが、最終身長の差としてあらわれているだけで、小・中・高校生が学校給食などで牛乳を飲んでも身長を伸ばすことはないのです。以前の日本人の身長が低かったのは、ただ単に栄養の絶対量が不足していたためと考えられます。

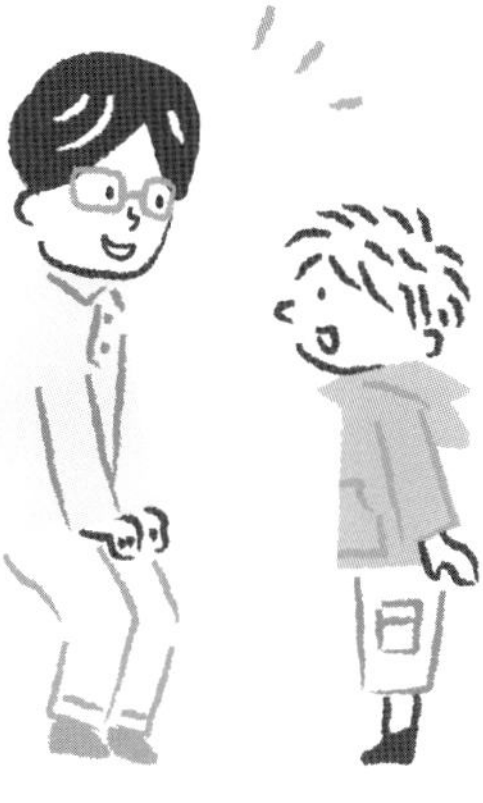

いい脂質をバランスよくとることが健康のもと。血管の保護、免疫や炎症を調節する

人の生体内にある脂質は、おもに、中性脂肪、リン脂質、脂肪酸、コレステロールの4種類。中性脂肪はおもにエネルギーの貯蔵、リン脂質は細胞膜の主要な構成成分としての役割があります。脂肪酸とコレステロールに関しては、このあと詳しく解説します。

糖質はほとんどがエネルギー源として働きますが、脂質には、エネルギーの貯蔵のほかにも多くの機能があります。たとえば、エネルギー源になるほか、生体膜の構成成分、ホルモンや胆汁酸、ビタミンなどの原料にもなります。また、血管の保護や、免疫や炎症を調節する機能、細胞同士の情報を伝達する機能もあるのです。

このように、脂質は生体内でとても重要な多くの役目を果たしており、いい脂質を摂取することは、健康にとってきわめて重要になります。しかし、戦後の日本人の3大栄養素（糖質、脂質、たんぱく質）の摂取量の推移を見ると、このなかでは脂質（とくに動物性脂質）の摂取がとても増えています。現代人はあきらかに脂質をとりすぎており、これがあらゆる現代病（高血圧、糖尿病などの生活習慣病、がん、うつ病、さらには発達障害など）の急増

に関係していると考えられます。
基本の食事である日本の和食では、脂質はバランスよくとることができます。

油（脂肪酸）にはたくさんの種類が

まず、脂質のなかのおもな成分である脂肪酸の分類を説明します。下の図を見ながら、理解を深めてください。

脂肪酸は炭素同士が長くつながった構造をもち、この炭素同士の結合に二重結合がない脂肪酸を「飽和脂肪酸」、二重結合がある脂肪酸を「不飽和脂肪酸」と言います。飽和脂肪酸は常温では固体で、動物性食品（バター、ラードなど）に多く含まれています。

不飽和脂肪酸は二重結合の数（価数）により性質が大きく変わり、数が多いほど油はやわらかく

さまざまな脂肪酸

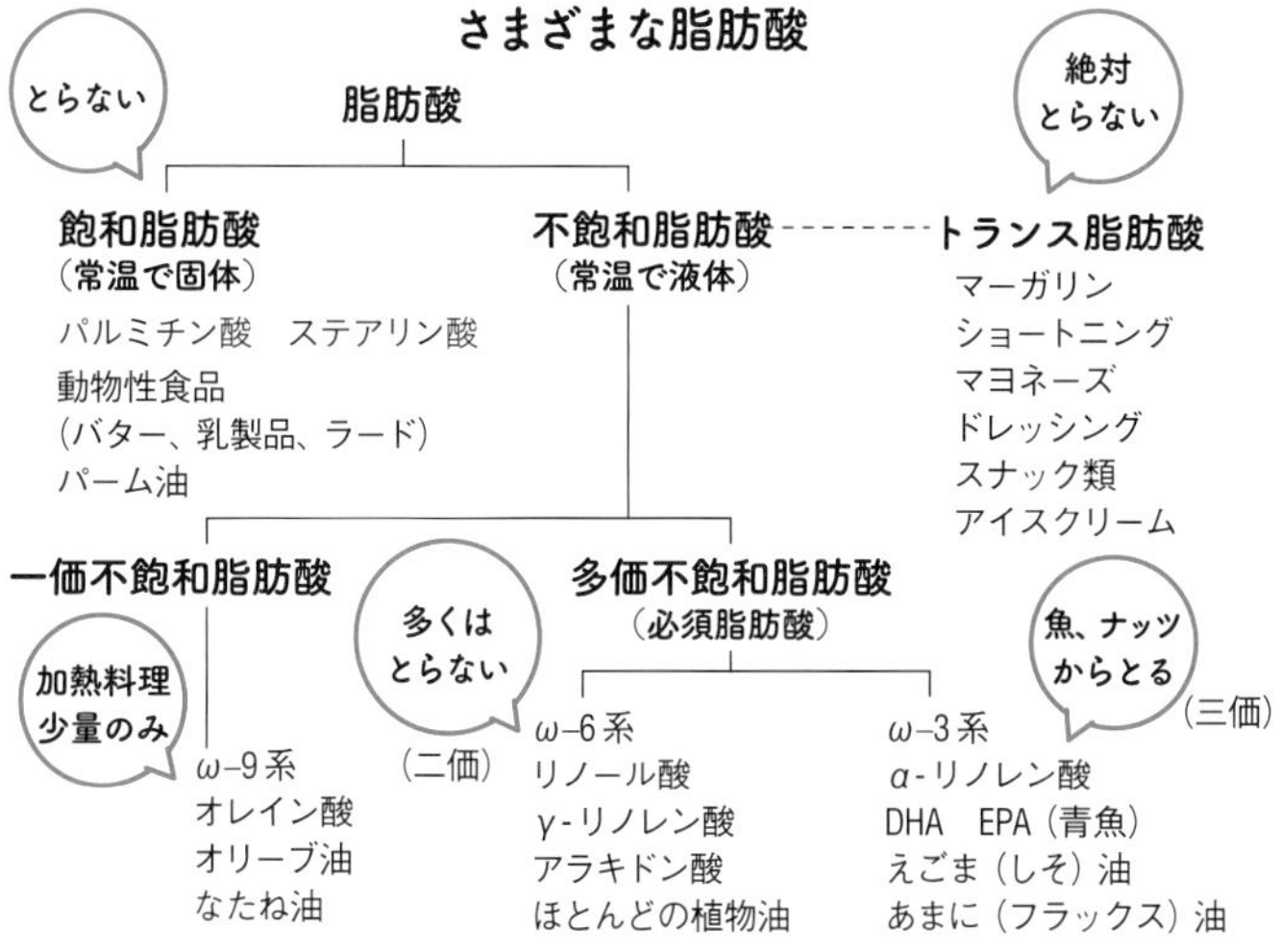

なるいっぽうで、酸化しやすくなります。常温で液体であり、植物性食品（植物油）に多く含まれ、価数によりω《オメガ》－9系、ω－6系、ω－3系に分けられます。

●一価不飽和脂肪酸はω－9系

オリーブ油やなたね油に多く含まれます。

●多価不飽和脂肪酸は二価のω－6系と、三価のω－3系

ほとんどの植物油はω－6系に分類されます。

ω－3系の油はえごま油、あまに油、青魚に多く含まれます。

不飽和脂肪酸に関して重要なことは、ω－6系とω－3系のバランスです。ほとんどの植物油などのω－6系はからだの炎症、アレルギー反応などを促進し、えごま油やあまに油などのω－3系は抑制します。

現代の日本人は圧倒的にω－6系をとりすぎています。ω－6系とω－3系のバランスを整えるためにはω－6系を減らすかω－3系を増やす必要があります。脂質全体をとりすぎているいることを考えると、ω－3系を増やすよりもω－6系を減らすのがいいと思います。脂質は「まごわやさしい」の食材から自然にとり、液体の油（フライ、炒めもの、スナック菓子など）での植物油の摂取は控えましょう。

とは言っても、脂質自体はからだに必要です。加熱調理で使うなら、炎症などに関係していないオリーブ油などのω−9系の油を少量使ってもいいでしょう。

もっともとってはいけないのは、マーガリンやマヨネーズなどに入っている、自然界にないトランス脂肪酸です。次に、バターや乳製品など、動物性である飽和脂肪酸になります。

いずれにせよ、どんな油でもつくられる過程が重要です。オーガニックで遺伝子組み換えでない国産の原料を使った油や、低温・圧搾法でつくられた本物の油が理想です。

必須脂肪酸は、魚やナッツで

ほかの脂肪酸から合成できないため、食事などから摂取する必要のある脂肪酸を「必須脂肪酸」と言います。先にあげた不飽和脂肪酸のω−6系とω−3系が必須脂肪酸となります。

●ω−6系の脂肪酸の代表はリノール酸とアラキドン酸。
●ω−3系の代表はα−リノレン酸、DHA（ドコサヘキサエン酸）、EPA（エイコサペンタエン酸）。

ω−6系とω−3系の脂肪酸は互いに抑制し合い、生体内ではまったく逆の反応を誘導するため、このふたつの比率がとても重要です。
ω−6系は、炎症やアレルギー性疾患を誘導したり、血管が詰まりやすい状態にしたりします。逆にω−3系は炎症やアレルギー性疾患をしずめ、血管が詰まりにくい状態にします。

がんなどの生活習慣病のベースには慢性の炎症があり、ω−6系とω−3系脂肪酸の比率が関係しています。ω−6系は、炎症やアレルギー性疾患、がん、血栓（心筋梗塞や脳梗塞）などを引きおこしやすくするので悪い印象を受けますが、ω−6系が働かないと感染に対して炎症をおこして治る力が働きませんし、少しの傷で出血がとまらなくなります。

どちらがいいというよりも、あくまでバランスが重要であり、理想的なω−6系とω−3系の摂取割合は3：1とされています。現代の日本人は、圧倒的にω−6系をとりすぎていますので、とても

必須脂肪酸の代謝と病気

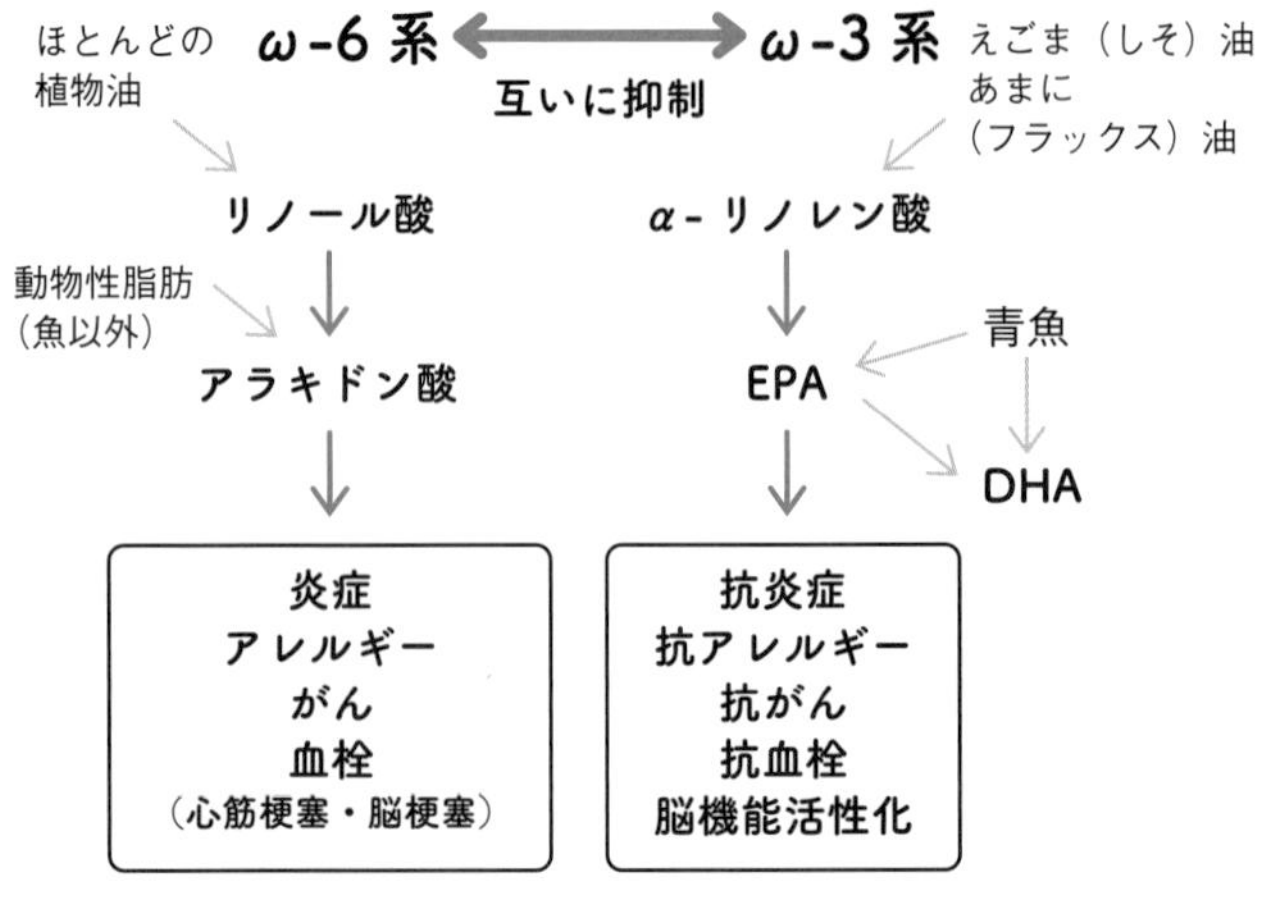

バランスが悪くなっています（20～40：1）。揚げものや炒めもの、洋食中心の食生活が多い人は注意しましょう。ω－3系を積極的にとるよりも、ω－6系を控える必要があります。

また、えごま油やあまに油などのω－3系の油は非常に酸化しやすく、加熱料理には向きません。液体の油でとるよりも、魚やナッツとしてとるのがいいでしょう。

とってはいけない脂質、トランス脂肪酸について

トランス脂肪酸は、液体である植物性の油に人工的に水素添加を行うことにより固体化させた脂肪酸です。自然界にもごくわずかに存在しますが、人工的につくられたきわめて不自然なものです。あらゆる脂肪酸のなかでもっとも害があるとされています。

普通の脂肪酸と構造が異なり、おもに細胞膜の性質を変化させ、全身の細胞の機能を阻害します。動脈硬化、がん、アレルギー性疾患、クローン病、認知症などとの関係が強く指摘されています。

マーガリンやショートニングに入っているのが有名で、いつまでもパンをやわらかいままにしたり、クッキーをサクサクにしたりする便利な成分です。そのほか、フライドポテト、スナック菓子、コーヒーフレッシュなど、非常に多くの加工品に使われており、知らず知らずのうちに多くの人々が摂取してしまっています。

欧米のほとんどの国では、表示義務が課され、使用制限などの規制もあります。日本でも一時規制がかかる動きが見られましたが、なぜか途中で頓挫したままになっており、現在は表示の義務すらありません。

コレステロールには善玉も悪玉もなく必要なもの

「コレステロールはからだに悪い」というイメージが定着しています。しかし、コレステロールは生体内でとても重要な役割を果たしており、なくてはならないものです。

コレステロールは細胞膜、ホルモン、ビタミンD、胆汁酸の原料となります。また、血管や脳の神経細胞を守る働きもしています。コレステロールの20％は食べもの由来で、80％は体内で合成されています。コレステロールから、非常に多くのホルモンが副腎で合成されます。肝臓から胆汁酸として排出されますが、95％は小腸で再吸収されます。胆汁酸は、脂肪や脂溶性ビタミンの消化・吸収に欠かせません。

もうひとつ重要なことは、コレステロールには善玉と悪玉があるという理解は正しくない、ということです。一般的に、ＨＤＬ＝善玉コレステロール、ＬＤＬ＝悪玉コレステロールと言われがちですが、じつはそれは誤りなのです。

コレステロールは水に溶けない脂質の一種ですので、血液内を移動するときは、たんぱく質と結合した「リポたんぱく」という形で運ばれます。このリポたんぱくにはいくつかの種類があり、そのうちのHDLは全身から余ったコレステロールを肝臓へ運び、LDLは肝臓から全身へコレステロールを運ぶ役割をします。

本来、コレステロール自体は1種類しかなく、善玉も悪玉もないのです。ですから、コレステロールはHDL、LDLと分けて考えるよりも、総コレステロール値で考えるのがよいでしょう。

最近の研究ではコレステロールの値がある程度高い（総コレステロール値259mg／dℓまで）ほうが、死亡率が低下することがわかってきました。私は、動脈硬化にはコレステロールよりも、活性酸素や糖、カルシウムのとり方のほうが影響を与えており、コレステロールは薬で下げる必要はないと考えています。

できるだけ控えたい肉食。
温帯の日本では動物性の食べものは本来必要ない

「肉食の人ほど元気で長寿である」

「肉を食べないと栄養失調になる」

という意見をよく聞きます。私は、肉食は健康だけではなく、地球環境、動物愛護、飢餓問題、さらには人間性にかかわる問題で、人の生き方についての最終的な試金石であると考えています。水資源が豊富な日本では、季節にとれる地元の作物を食べていれば、本来健康に生きられるのです。温帯の日本では、動物性の食べものは必要ないというのが自然の原則になります。


肉食と健康について、信頼度の高い多くの報告で以下のことが共通して語られています。

「肉の摂取量に比例して総死亡、心血管疾患、がんが増加する」

「ベジタリアンでは総死亡、心血管疾患、がん、腎臓病、内分泌疾患の率が低下する」

「加工肉（ハム、ソーセージなど）のほうが健康被害が大きい」

このように肉食過多は健康に悪影響を与えますが、実際は腸の環境がよければ、多少の摂取ではそれほど問題になりません。しかし、それ以外への影響が大きいのです。

まず、地球環境への影響として、1kgの牛肉の生産には約2万ℓの水が必要で、小麦粉1kgを生産する場合の約10倍であるということが言えます。またここ40年で、南米の40%の熱帯雨林が家畜用飼料の栽培のために消失しました。

国連の世界食糧計画（WFP）らがまとめた「世界の食料安全保障と栄養の現状」報告書によると、2017年、世界の飢餓人口は8億2000万人にも達しています。しかも、牛肉1kgを生産するのに穀物10kg以上が必要とされます。さらに、多くの家畜の飼育環境は、人間優位の環境になっており、動物本来の自然の形からはほど遠くなっています。

肉食は量を減らし、あくまで嗜好品とする

動物を食べるのも、植物を食べるのも、同じいのちをいただいている行為。本来は、人も動物も植物も微生物も、みな地球の分身であり、その意味においていのちは等価であり、上も下もないのです。しかし、それぞれの役割の違いがあるのです。

植物は地球上で唯一、みずからエネルギーを産生できる生命で、すべての生命にエネルギーを供給するという尊い役割があります。つまり、植物にとって食べられることは死ぬことですが、同時に、本来の役目を果たすことでもあります。

いっぽう、動物にとって食べられることはあきらかに苦痛なことです。動物には痛覚がありますが、植物にはありません。実際に野菜を育ててみると、なすなどはとればとるほど実を増やし、私も喜びを感じます。私はいのちをいただく原点を考えたとき、からだも心もうれしいと感じることをいつも念頭におきたいと思っています。

肉食について、自分の健康だけを考えるのか、それ以外のことまで考えるのか。これから私たちがどのような社会を築いていくかの集約でもあります。

「感謝して食べればいい」

とも言いますが、感謝だけしていればいいのでしょうか。せめて、少し肉食を減らしてみませんか？　いい飼育環境のものを選ぶ、あくまで嗜好品としていただくなど、できることはあるはずです。

現代の小麦は改良され続けた結果、あらゆる病気の原因になっている

農林水産省「平成30年度食料需給表」によると、日本人ひとりあたりの年間米消費量は53・8kg、年間小麦消費量は32・4kgであり、小麦粉は今や米と並んで、日本人の主食と言ってもいい状態になっています。しかし、小麦粉やそれを使った食べもの（パン、パスタ、うどん、お菓子など）の害を強調する意見もあり、実際にグルテン（小麦たんぱく質）フリーの食事をされている人も増えてきています。どのように考えたらいいでしょうか。

うどんや、そうめんの地粉として栽培されてきた小麦は、今では品種改良されたものとなっています。「身土不二」の原則から考えても、日本人は主食にしないほうがいいでしょう。パンやパスタは、私があまりおすすめしていない洋食の代表ですし、小麦粉を使ったお菓子の多くには、こちらもおすすめしていない砂糖、牛乳、卵、バター、油などがたっぷり加えられています。

東洋思想の陰陽で考えると、小麦粉自体は中庸（バランスがとれていること）ですが、パンになると膨らませる作業が入りますので、陰性（からだを冷やす食べもの）として扱われ

ます。とくにパンは、膨らませる作用の強いイースト菌のほうが、天然酵母よりも陰性が強くなると考えられています。パスタの場合、日本人が利用しているほとんどは乾燥パスタですが、多くは高温乾燥のため、たんぱく質などの栄養素が変性してしまっています。

できるだけ全粒粉を混ぜる

「一物全体食」、GI値（血糖値の上がりやすさ）の観点では、精白された小麦粉よりも、全粒粉のほうが血糖を上げる作用が弱く、膵臓にも負担が少ない、からだにいいと言えます。

さらに、小麦粉になる前の小麦自体の種類や栽培法も重要です。古代小麦は本来の人のからだに合った栄養素をもち、ビタミンやミネラルも豊富に含むとされていますが、現代の小麦は、遺伝子組み換え作物とまではいかなくても、人にとって都合のいいように改良を重ねた品種であるため、含まれるたんぱく質や糖質が人のからだに合っていない可能性がありま す。これにより腸壁を傷つけ、アレルギー性疾患や認知症など、あらゆる病気の原因となっているという意見があります。さらに、農薬や化学肥料の使用や、輸出にともなうポストハーベスト（収穫後の農薬や防腐剤の使用など）の問題なども見逃せません。

あくまで嗜好品の範囲にとどめること。オーガニックや自然農の小麦で、できるだけ全粒粉を混ぜ、パンは天然酵母、パスタは低温乾燥のものや生パスタを選ぶといいでしょう。

健康に悪いだけでなく、味覚も破壊する食品添加物

現在、厚生労働省の定めた食品添加物は822品目以上。食品添加物がこれほど多く存在する理由は、つくる人、売る人、食べる人のすべてにとって一見メリットがあるからです。

安い、簡単、便利、見た目がいい、おいしい（濃厚な味）、保存期間が延びるなどの点がよしとされ、現在の外食産業や加工食品業界を支えています。現代社会は、安全性よりも経済性や効率、利便性が優先されがちです。これだけ病気が増えているなか、自分たちにとって何をメリットと考えるのか、優先順位を考え直さなければいけない時期にきていると言えるでしょう。

食品添加物の種類はあまりにも多く、ひとつひとつの食品添加物の毒性の知識を覚えて食品を選ぶのは無理なので、ここでは原則だけを述べることにします。

食品添加物は、インスタント食品、ファストフード、加工食品（缶詰、瓶詰、冷凍食品、レトルト食品）、清涼飲料水、スナックなどの菓子類などに多量に使われています。たとえばコンビニのおにぎりには20〜30種類、幕の内弁当には約200種類もの食品添加物が含ま

れるものもあるようです。いつまでたっても腐らない、味が変わらない、色もつやも落ちない、のりはパリパリ……。自分でつくったものでそのような食べものはないはずです。いかに不自然な食べものであるかがわかります。

不自然なものをからだは毒物と認識する

食品添加物の問題点は、いまだ安全性が確認されていないことです。安全性試験は1種類ずつ、おもに動物実験でたしかめられますが、複数の種類での実験はされていません。人によっては、1日に数百種類をとっていることも多々あります。それなのに、とくに合成添加物(化学物質)が人体にどのような影響をおよぼすのかはまったく予想できません。

不自然なものをからだは毒物と認識し、おもな解毒器官である肝臓や腎臓に大きな負担をかけることになり、冷えの原因になります。さらに、人の健康にとって重要な腸内細菌にも大きな影響を与えます。

もうひとつの大きな問題としては、味覚の破壊があります。食品添加物に慣れてしまえば濃厚な添加物の味にしかおいしさを感じなくなってしまいます。とくに子どもたちは、小さいうちから自然の味がわかる味覚を育てることが大事です。

対策として、まずは食品を選ぶ際に表示のラベルを確認して、食品添加物が少ないものを選択しましょう。しかし、表示にも大きな問題があり、同じ用途の食品添加物の一括表示や原材料に含まれているものの表示免除など、抜け道がいくつもあります。手間ひまはかかりますが、できるだけ素材そのものの食材や調味料を選んで、自分でつくるのがいちばんなのです。

file.4

自然治癒力を育む生活の基本

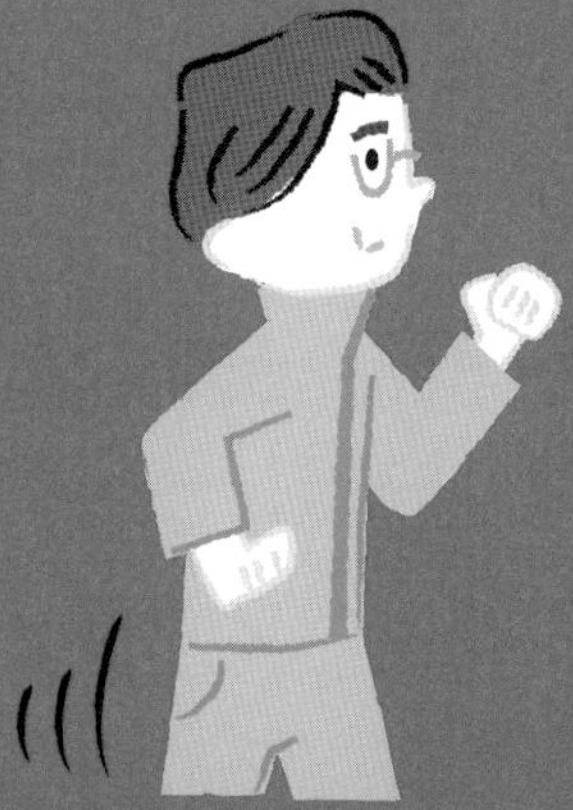

規則正しい生活が体内の状態を一定に保ち、睡眠と休息が自然治癒力を高めてくれる

自然に沿った生活のいちばんの基本は、規則正しい生活にあります。からだの内外におこるさまざまな変化に対応して、体内の状態を一定の範囲に保つ機能を「ホメオスタシス」と言います。なぜ規則正しい生活が重要なのかというと、このホメオスタシスに直接関係しているからです。

ホメオスタシスには、自律神経系、内分泌系、免疫系の3つの系があります。これらは独立した系でありながら、連動して動いています。たとえば自律神経系では、昼間は活動を支える交感神経が優位になり、夜間は休息をもたらす副交感神経がおもに働くといったように、1日の流れのなかで、リズムをつくって活動しています。ですから、規則正しい生活をおくることにより、自然に沿ったリズムができ、からだにスムーズな働きがもたらされるのです。

起床、食事、就寝の時間を一定にする

本来は、日の出とともにおき、日没とともに寝るのが理想なのですが、現代社会でこれを行うのはとても困難です。乱れがちな生活を整えるもっとも重要なポイントは、起床の時間を一定にすること。人の体内時計は、24時間よりも30分ほど長くなっており、そのままでは少しずつ後ろにずれていくのですが、朝の光にはこれをリセットする役割があります。そのため、まずは、同じ時間に朝おきるというリズムをつくりましょう。次に、食事の時間と就寝の時間を一定にします。可能なら、仕事や休憩、運動、入浴なども、同じ時間にするのがいいでしょう。

おとなである私たちも、生活が乱れたときや、体調がすぐれないときはイライラし、人の意見に耳を貸せなくなりますよね。子どもであればなおさら。生活リズムを整えることで、心身ともに活気のある状態を保つことができるのです。

自然治癒力を支えているのは睡眠と休息

夜は、睡眠と休息の時間です。その間、交感神経が休んで副交感神経が優位になり、からだのさまざまな部分を修復、浄化しています。自然治癒力を支えているのは、睡眠と休息です。

睡眠不足は、自律神経のバランスを著しく損ないます。からだの修復ができない状態が続くと、あらゆる病気の原因となります。睡眠時間は人により異なりますが、少なくとも7～

8時間は質のいい睡眠をとりましょう。

不眠がちな人は、悩みすぎないことが大切。睡眠薬に頼ってしまうと、さまざまな副作用と依存をもたらし、薬がやめられなくなります。気をつけましょう。

不眠の原因の多くは、不規則な起床と就眠時間にあります。毎朝、太陽の光を浴びて体内時計をリセットすることからはじめましょう。コーヒーなどのカフェインの摂取は、午前中にします。昼間は日の光にあたり、運動などをして活動的に過ごすようにしましょう。夕方からは、眠るための工夫に入ります。午後9時以降に飲食しないようにして、寝る前にテレビ、パソコン、スマホなどを見るのは避けましょう。寝室では電気を消し、真っ暗にするほうがいい睡眠が得られます。最近では、夜更かしをする子どもたちがとても増えています。

昼間は外でよく遊ぶこと、ゲームなどは使用時間を限定し、メリハリのついた生活をおくらせることが大切です。

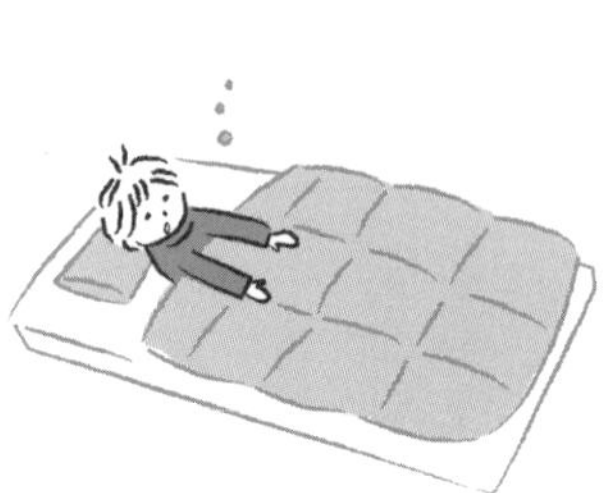

適度な運動が多くの病気の予防になる。ウォーキングなどの有酸素運動を30分、毎日続ける

適度な運動は、健康にとって必要不可欠なもの。積極的な運動が必要なのはおとな、とくに中高年の人です。軽い運動でも、健康の維持、肥満、生活習慣病、骨粗しょう症の予防、ストレス解消など、とても多くの効果が期待できます。

昨今、高齢化社会にともない、骨、関節、靭帯、脊椎、脊髄などの運動器障害により介護が必要になるリスクが高い状態「ロコモティブシンドローム」の人が増加しています。高齢者の筋力、持久力、バランス能力の維持のためにも、適度な運動が重要です。何歳になっても、無理のない範囲で運動をしたほうがいいでしょう。

アスリートを目指すためではなく、一般の人が健康になるためにする運動としては、「有酸素運動」が適しています。有酸素運動は、十分に酸素をとりいれながら、持続して行う全身運動です。具体的には、少しきついと感じるくらいのウォーキング、サイクリング、水泳、軽いジョギングなどです。30分くらい続け、さらに毎日続けることにより効果が出ます。有酸素運動は、心臓や血管に対する負担が比較的軽いのが特徴で、肥満やメタボリックシンドロー

ムの解消にとても有効です。老化を予防し、筋肉や心肺機能などの能力も維持してくれます。

筋トレとストレッチを組み合わせて

有酸素運動だけでも最低限の運動にはなりますが、筋力運動（筋トレ）、柔軟体操（ストレッチ）を組み合わせるとさらにいいでしょう。筋力運動は、筋力、持久力を維持し、ケガの防止にも役立ちます。年齢に関係なくやりやすいのが、スクワットと腹筋です。

簡単な例を示しましょう。スクワットは、「息を吐きながら、ゆっくりと可能なところまでしゃがみ、4秒ほどキープする」。これを5回くり返すだけです。

腹筋は、「息を吐いておなかをへこませ、30秒キープする」だけなので、立っていても座っていてもできます。このような簡単な方法でも効果があります。1日おきくらいの頻度で行いましょう。

柔軟体操は、筋肉を伸ばす運動になります。ストレッチの効果には、血行促進、疲労回復、関節可動域の拡大、筋緊張の緩和などがあります。首、腕、肩甲骨、背中、腰、股関節、足首など、それぞれをまんべんなく伸ばします。

有酸素運動、筋トレ、ストレッチについて書きましたが、農作業などはそれらのほとんどを自然に含みますのでとくにおすすめです。

姿勢が悪いと血管を圧迫し、血流も悪化する。姿勢を正すことであらゆる不調が改善される

姿勢と健康には、とても大きな関係があります。ゲームや携帯電話、パソコンの普及や、椅子に浅く座るなどの影響から、いわゆる猫背（背中が丸く曲がり、肩が前に出た姿勢のこと）が多くなっています。猫背になると、首が前に垂れ、肩も前に落ちて頭部全体が前へ移動し、腰が丸くなるなどの不自然な姿勢となり、骨格や筋肉がゆがみます。

人の骨格は、仙骨（腰椎の下部にある骨）を中心とした骨盤の上に背骨があり、さらにその上に、重い頭をのせています。これに両肩と腕がついた「やじろべえ構造」をしており、両腕とあごにより絶妙にバランスを保っています。さらに、股関節、膝、足首などを含め、すべての骨は連動しており、一か所がバランスをくずすと、すべての骨に影響が出ることになります。

猫背により呼吸が浅くなると、血管を圧迫し、血流も悪化します。からだのねじれから内臓や筋肉、神経への負担もかかります。

姿勢は親が配慮する

このように、姿勢の悪さはあらゆる心身の不調、たとえば肩こり、腰痛、膝痛、偏頭痛、うつ病、冷え、便秘、下痢、生理不順、アトピー性皮膚炎、花粉症などの原因になります。

姿勢は、おとなになってから正すことはとても困難です。子どものときから猫背にならない姿勢を親が配慮してあげましょう。長い時間のゲームや携帯電話、パソコンの作業なども、姿勢の悪化につながります。

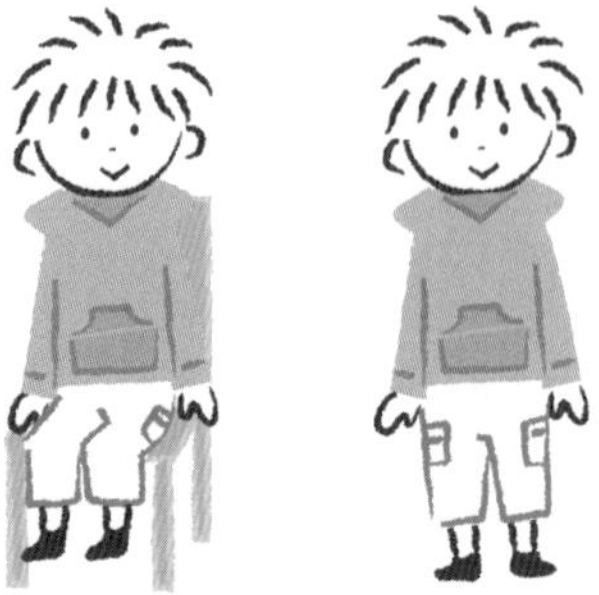

免疫にもかかわる呼吸のこと。腹式呼吸と鼻呼吸が健康のカギに

「息」は、「自（分）」の「心」と書きます。多くの人は意識したことがないかもしれませんが、「呼吸の仕方は、その人の生き方そのもの」と言っても過言ではありません。

現代人の呼吸は、ストレスが多いためか浅く短くなっており、健康にさまざまな悪影響を与えています。呼吸は、自律神経により無意識に調節されていると同時に、意識的にもコントロールすることが可能です。息を吐くことは副交感神経を、吸うことは交感神経を刺激します。からだにいい呼吸とは、ゆっくりとした深い呼吸のことで、からだの活動に必要な酸素を十分にとり込みます。さらに、「深呼吸」と「腹式呼吸」が、健康とリラックスのカギなのです。

息をゆっくり吸い、長く吐くことから

腹式呼吸は、横隔膜を上下に動かす呼吸法です。特別な訓練は必要ありません。とにかく

息をできるだけゆっくり、長く吐くことに集中しましょう。吸うのは、吐ききったあとに自動的に空気が入ってくるのにまかせます。

吸気と呼気の比が1:2以上になるようにしますが、なるべく呼気が長いほうがよく、1:10でも大丈夫です。腹式呼吸により、副交感神経を優位にし、リラックスすることがもっとも重要で、それにより免疫系、ホルモン系も調節されます。また、幸せホルモンである「セロトニン」の分泌もよくなります。深い呼吸により、体内にとり込まれる酸素の量が増加し、内臓の刺激にもなり、ダイエット効果も認められます。ちょっと疲れたなあと感じたら、「深呼吸」も効果的です。日々の生活に意識してとりいれましょう。

まずは鼻呼吸を心がける

口は本来、食べものの通り道で、呼吸器ではありません。いっぽう、鼻は天然の浄化・加温・加湿装置の役割を果たしており、排気ガス、放射能、PM2・5、黄砂、その他の環境毒など、空気中にあふれる有害物質を遮断してくれます。だからこそ、鼻呼吸が重要です。

口腔内（扁桃や歯およびその周囲、鼻の奥である上咽頭《じょういんとう》）には、空気や食べものとともに入ってきた病原体などの異物を食いとめる働きをもつ、扁桃《へんとう》などのリンパ組織が集中しています。そして、リンパ球（白血球のひとつで、免疫に指令を出す役割をもつ）が表面に露出したまま活性化しているなど、人体でもきわめて特殊な場所です。

最近、口腔の常在菌（口腔マイクロバイオータ）の状態が、口腔内だけではなく、遠く離れた臓器や全身の非常にたくさんの病気に関係していることがわかってきています。現在、あきらかになっているものには次のものがありますが、次々と新しい病気との関連が報告されてきています。

感染性心内膜炎、心臓弁膜症、脳出血、動脈硬化（高血圧、脳梗塞、心筋梗塞）、糖尿病、アレルギー性疾患（アトピー性皮膚炎、喘息、花粉症）、自己免疫疾患（関節リウマチ、潰瘍性大腸炎、ベーチェット病）、誤嚥性肺炎《ごえんせいはいえん》、骨粗しょう症、バージャー病、腎障害（糸球体《しきゅうたい》腎炎《じんえん》、IgA腎症）、認知症、うつ病、めまい、肩こり、不眠、睡眠時無呼吸症候群……など。

前傾姿勢は口呼吸になりがち

口腔マイクロバイオータに悪影響を与える重大な原因が口呼吸と唾液の減少になります。口呼吸になる理由は、もともとの素因や素質もありますが、やわらかいものばかりを食べることで嚥下《えんげ》（飲み込むこと）の力が育たなかったり、前傾姿勢であったりすることなどが考えられます。さらに私は、抗生剤やうがい薬などにより、口腔内の常在菌が排除されていることも、さまざまな病気に影響を与えていると考えています。口腔マイクロバイオータが元気であれば、さまざまな病気が減ります。また、くり返しになりますが、免疫系の異常は微生物の排除に根本の原因があるからです。

今すぐ家庭でできる対策のひとつは、おきている間は口呼吸をやめることに尽きます。

もうひとつ、福岡県の内科医・今井一彰先生が推奨されている「あいうべ体操」もおすすめです。これは、ゆっくりと思いっきり力を込めて、「あ」「い」「う」「べー」と発音するのを、数回くり返すだけの簡単な体操です。

そのほかにも、睡眠時の口テープ、鼻うがいなども効果があると言われています。ただしこれらは、医師の指導のもとで行うようにしてください。

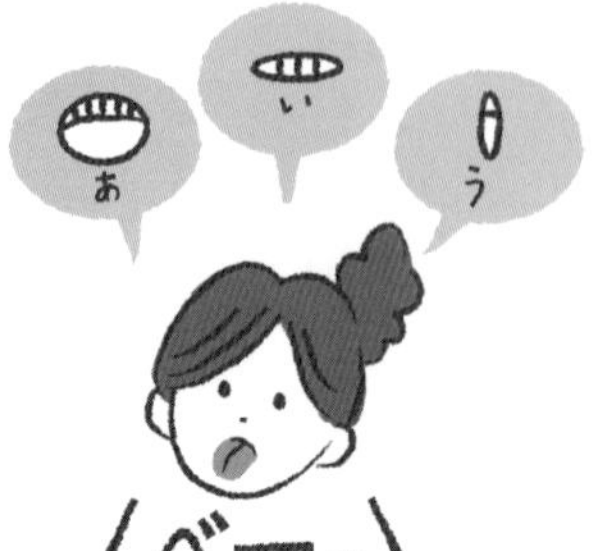

日光にあたれば、死亡リスクが低くなる。健康の要「ビタミンD」がつくられるから

最近は、紫外線の害だけが強調され、なるべく日光にあたらないようにしている人が多いようです。たしかに、紫外線には害があり、しみ、しわ、皮膚がんなどの原因のひとつになることも知られています。そのほか、白内障、翼状片《よくじょうへん》（白目の結膜が、黒目部分に入り込んでくる病気）など、目の病気の原因にもなりますので、日光の浴びすぎには注意が必要です。

しかし、適度に日光にあたることは、じつはとても健康にいいのです。いちばんのメリットは、皮膚によりビタミンDが産生されること。ほかのビタミンがおもに食物から体内にとり込まれるのに対し、ビタミンDは、必要量の多くが日光浴により体内で産生されます。これは紫外線の働きによるもので、日光にあたることが重要なのです。

ビタミンDはカルシウムの吸収を促進し、子どもでは、くる病（骨が石灰化して弱くなってしまう病気）、おとなでは骨粗しょう症や骨折などを予防します。ほかにも、炎症や免疫の調節、血管機能の改善、抗がん作用など、健康にとても役立っていることがわかってきました。

ビタミンDの多い人は、がんや糖尿病などの生活習慣病、動脈硬化などになりにくく、死

亡リスクが低くなります。アレルギー性疾患、自己免疫疾患（とくに多発性硬化症）、さまざまな感染症、うつ病、パーキンソン病、歯周病、認知症、老化の予防にもなります。

週に3日、15分くらいをメドに

では、日光にはどのくらいあたるのがいいのでしょうか。

一度にたくさん浴びる必要はありません。住んでいる場所や季節によって変わってきますが、週に3日ほど、肌の3〜4割くらいの面積に15分程度あてましょう。日陰なら30分程度です。日差しが強い季節では、紫外線の強い時間帯を避ける、衣服で肌を覆う、日陰を利用する、サングラスをかけるなどの工夫をしましょう。強い効果のある日焼け止めを塗ってしまうと紫外線がブロックされ、ビタミンDが産生されません。また、経皮毒《けいひどく》（皮膚からとり込んでしまう有害な化学物質）が体内に蓄積されないよう、注意が必要です。

ちなみにビタミンDは、食品ではサケやウナギのような脂肪の多い魚、卵、乳製品、きのこ類などに多く含まれています。これらを効率的に吸収するためには、腸内環境が整っていなくてはなりません。さらに、ビタミンDが適切に働くためには、肝臓や腎臓での活性化が必要で、全身の臓器も健康でしっかりと機能していることが重要です。

からだの不調をもたらすストレスのこと。炎症をおさえる力も、免疫力も落ちる

現代はストレス社会であり、ほとんどの人がストレスを抱えています。ただし、ストレスがまったくない生活はつまらなく、人を怠惰にさせますから、適度なストレスはあったほうがいいでしょう。問題になるのは、慢性的に強いストレスがかかることです。

ストレスが要因となっておきる精神的な問題には、うつ病、不安神経症、パニック障害、PTSD（心的外傷後ストレス障害）、ASD（急性ストレス障害）などがあります。さらに、過食症や拒食症のような摂食障害や、アルコールや薬物などへの依存もおきやすくなります。

ストレスは、精神的な問題だけでなく、からだのあらゆる不調にも関係します。

ストレスがかかると、副腎からストレスホルモン「コルチゾール」が分泌されます。コルチゾールが出続けると、炎症をおさえる力が弱まったり、免疫力が落ちたりします。

また、交感神経の緊張状態が続き、自律神経のアンバランスが招く、さまざまな病気の原因となります。心筋梗塞、脳梗塞、アレルギー性疾患、リウマチ、過敏性腸症候群、潰瘍性大腸炎、じんましん、円形脱毛症、メニエール病、過換気症候群などが、その例です。

笑うことで副交感神経が働き、免疫力が高まる

ストレスの種類は人によりさまざまで、その内容も程度も解決法も、それぞれまったく違います。しかし、どのようなストレスでも根源はたったひとつ。「本当にやりたいと思っていること」と「実際にやっていること（他人に見せていること）」の間の矛盾に集約されます。真面目で几帳面、責任感が強く人に頼れない人、自分に否定的な人はストレスをためやすいので要注意です。このような傾向のある人は、完ぺきを求めない、がんばりすぎないことです。まわりに迷惑をかけないために、無理をしたり頑張りすぎたりすることは、からだに影響するだけではなく、ゆくゆくは誰かに迷惑がかかることにつながることもあります。

しかし、「〇〇しなければいけない」ということは、案外それほど多くないかもしれません。他人と比べて自分を追い込まないこと。ひとりで抱え込まず、家族や友人に相談をしましょう。

最近では、「笑い」の効用が一般にも知られるようになってきました。笑うことにより、副交感神経が働き、免疫力がアップします。楽しいことを見つけ、明るく過ごしましょう。

便秘は腸内環境が悪くなっているサイン。状態の悪化は自律神経、免疫に影響

便秘とは一般的に、「3日以上便通がない」「便がかたい、量が少ない」「うまく排便できない、残便感がある」などの状態のことを言います。便は、からだの毒物を排出する機能として重要で、口から入った毒物の約7割は、便として排泄されます。便秘はおもに、自律神経や腸内細菌のバランスの異常、偏った食事、ストレス、我慢のしすぎ、妊娠などによっておこります。

便秘は軽く考えられがちですが、腸内環境が悪くなっているというサイン。便の状態は、腸および腸内細菌の状態を反映する、とてもわかりやすい健康の指標です。慢性的に便秘が続く場合は、すぐにでも生活習慣をあらためる必要があります。

腸内環境を整える食事が大事

便秘によっておこる病気には、おなかのはりや痔以外にも、有害物質の発生・毒素の再吸収による肝障害、頭痛、肩こり、疲れ、ニキビ・肌荒れ、冷え、むくみなどがあります。さ

らに、腸や腸内細菌の状態の悪化は、自律神経系、免疫系に悪い影響をおよぼし、アレルギー性疾患やがんなど、あらゆる病気の原因になります。

便秘には、腸が動かないタイプの、高齢者に多い「弛緩性便秘」と、若い人から中年女性に多く、腸が動きすぎて腹痛やコロコロ便、下痢になるタイプの「けいれん性便秘」の2種類があります。いずれも交感神経の緊張が原因であり、副交感神経が働かない場合が「弛緩性便秘」、反動で副交感神経が働きすぎた状態が「けいれん性便秘」を引きおこすということになります。

対策はどちらも同じ。交感神経の緊張状態を緩和することです。規則正しい生活を心がけ、よく水分をとり、軽い運動をし、リラックスできるようにしましょう。また、腸内環境を整える食事をとることが大切です。食物繊維、発酵食品、乳酸菌をたっぷりとり、よく噛みましょう。食物繊維のとりすぎで、かえって便が詰まってしまうタイプの便秘もありますが、この場合には、オリーブ油かω-3系の油をとると効果的です。

気をつけたいのは、安易に下剤を使用すること。下剤による排便は、くり返し使用することにより習慣化します。下剤は、5日以上排便がないときなどに限定して使用しましょう。かちかちに詰まってしまった便秘に対しては、浣腸がもっとも効きます。でも、下剤以上に習慣性があり、くり返すと浣腸しないと排便しない状態になります。下剤や浣腸に頼らず、食事や生活の改善により、排便力を高めることが大切です。

皮膚、口、腸内には微生物がいることが正常。なんでも除菌・抗菌することが病気を生む

現在は、日常生活のあらゆる場面で抗菌グッズが使われています。たとえば、台所・バス・トイレ用品、消臭・脱臭・芳香剤などをはじめとして、衣類、寝具、タオル、家電製品などにも含まれています。さらに、子どもたちが使う文具や玩具にも使われていますし、最近では、首からぶら下げたりする製品まで出てきました。

この傾向は、1970年代の「消臭・芳香剤ブーム」からはじまっています。体臭をおさえる製品が登場し、からだのにおい自体がいやなものという価値観が広まり、朝シャンがはやりました。1990年代には、悪臭のもとは菌であるとして「抗菌グッズ」が登場し、その後ものすごい勢いで日常に普及したのです。

抗菌グッズ以外にも、抗生剤やうがい薬、ワクチンなども、微生物を強力に排除します。清潔志向の根底にあるのは、「自分以外のものは汚い」という考えです。これは自己中心的な考え方のベースとなり、行きすぎると恐怖症になります。公衆トイレの便座に座れなかったり、電車のつり革に触れることができないなど、日常生活にも支障が出ます。

微生物の排除が現代病急増の原因

実際には、身のまわりのすべてのものは、細菌などの微生物に覆われており、滅菌や除菌をしなくても、ほとんどからだに悪さをすることはありません。私たちのからだもまったく同じで、外界に接する皮膚、口腔内、腸内などには、ものすごい数の微生物がいることが正常な状態なのです。それらは敵ではなく、むしろなくてはならない存在で、私たちと共存しています。これらの微生物を排除しようとする行為こそが、アレルギー性疾患、自己免疫疾患、がんなどの現代病が急増している最大の原因なのです。

ちなみに、抗菌グッズの過剰な使用は、現代病を引きおこすほか、以下のさまざまな悪影響があります。たとえば、化学物質としての毒性、耐性菌・有害菌の増加、化学物質過敏症の発生、環境に対する影響などです。たとえ除菌しても、すぐに細菌が戻ってきます。もとの状態に戻ることもあれば、耐性菌の増加など、かえって望まない結果になる場合もあります。

基本的な衛生管理は重要ですが、日常生活においてなんでも除菌・抗菌することは問題です。本来は帰宅したときやトイレ後の手洗い、入浴時などの石けんの使用くらいで十分でしょう。身のまわりのものを一時的に消毒したいときは、熱湯消毒や環境を破壊しない製品（重曹やクエン酸、酢、酸素系漂白剤など）を使うことをおすすめします。

file.5

医療と薬。
つき合い方の基本

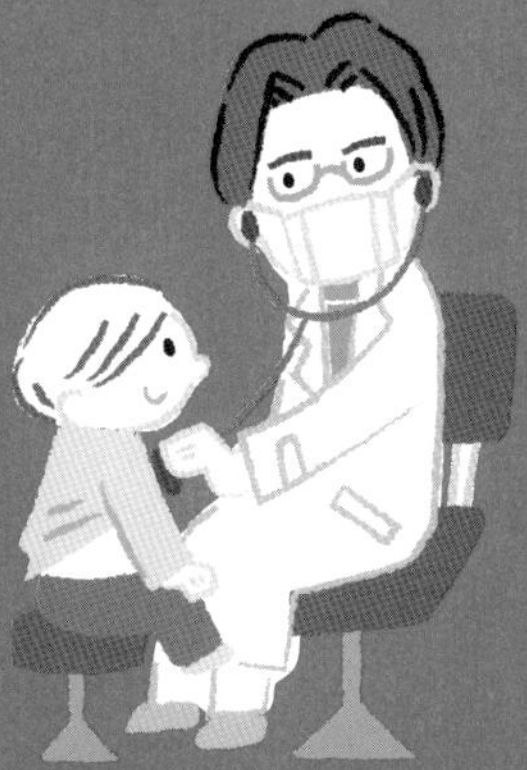

風邪をひくのは、自分の免疫力が落ちているサイン。風邪を薬で治す人は、大病にかかりやすい

風邪とは、のどや鼻などの粘膜におこる急性の炎症による病気です。おもな症状は、発熱、のどの痛み、せき、鼻水などで、頭痛、ふしぶしの痛み、悪寒、全身のだるさなどをともなうこともあります。原因のほとんどはウイルスで、それ以外では細菌の感染によるものです。では、なぜ風邪にかかるのでしょうか？　運悪く、ウイルスや細菌などの病原体をもらってしまったからでしょうか。いいえ、違います。風邪をひくことにも意味があるのです。風邪をひくきっかけはウイルスかもしれませんが、じつは、かかる人の要因が大きいのです。風邪は、からだを本来の状態に整えるためにかかるものなのです。

たとえば、寒い冬に裸で寝てしまったとしましょう。よほど強靭な人でなければ、間違いなく風邪をひきますね。では、裸で寝たときだけ、風邪のウイルスをもらっているのでしょうか。いいえ、風邪のウイルスにはつねに接触しています。でも、正常な免疫力がある場合には風邪をひきません。風邪の多くは、冷えなどにより、免疫力が下がることでかかるのです。裸で寝てしまうと体温が低下し、いのちにかかわることもあります。風邪のウイルスの力

を借りて体内で炎症をおこし、体温を上げることにより生命を守っているとも言えます。

風邪をひいたとき、症状の経過をよく観察してみましょう。のどの痛みだけのときもあれば、ひどいせきや鼻水がとまらないなど、症状がまったく異なります。ふしぶしの痛みは一時的にはつらいのですが、風邪が治ったあと、痛かった部分がラクになっていることに気がつきます。風邪で、いろいろなところに炎症をおこし、弱った部分を修復しているのです。

風邪は自然の浄化反応。自然治癒力で治る

このように考えると、ウイルスなどの病原体も、悪いだけではなく、むしろありがたいものと言えるかもしれません。自然のなかにあるもので、意味のないものはありません。

また、風邪をひきやすい人は、必ずしも「からだの弱い人」ではなく、自然の浄化反応を上手に使っている人とも言えます。逆に、「風邪をひけない人」「風邪をひいても薬でおさえ込んでしまう人」のほうが、むしろ大病につながりやすいのです。

風邪のウイルスに効く薬はありません。風邪薬にしても、自然の手当にしても、熱やせきなどに対する対症療法をしている間に、自然治癒力で治っているのです。

解熱剤や抗生剤を使ったりすることは、なるべく控えましょう。症状を出しきり、自然の経過にまかせるのがいちばんです。ただし、水分は十分に補給しましょう。

インフルエンザは何もしなくても治る病気の代表。ワクチンや治療薬は効果なし

インフルエンザは、風邪の一種です。かつて「流行性感冒」と言われていたように、毎年、冬に流行します。高熱、ふしぶしの痛み、だるさなどの全身症状が出やすいという特徴がありますが、風邪であることには変わりはなく、風邪と同じ対処をしていればいいでしょう。

それなのに、なぜインフルエンザは風邪と区別されるのでしょうか。

簡単に言うと、インフルエンザの予防や治療は利益が大きいからです。ワクチンは売れ、病院では受診料、診察料、検査料、検査説明料、処方箋料、証明書料（原則2回受診）などの報酬が得られます。また、薬局では処方された大量の薬が売れ、調剤料がとれます。

ちなみに、インフルエンザ治療薬の代表であるタミフルは、日本だけで全世界の約75%を使用しています。欧米において、「インフルエンザは何もしなくても治る病気の代表」と考えられ、とくにタミフルは効果が低く副作用が強いため、基本的に使わないのが常識です。

インフルエンザのワクチンには、感染の予防効果も、重症化の予防効果もないことが、信頼できる研究論文で指摘されています。また、ワクチンには水銀などの添加物が入っており、

副作用は目に見えない形で長期的に発生する可能性もあります。インフルエンザで恐れられる小児のインフルエンザ脳炎・脳症や高齢者の肺炎は、ほかのウイルスでもおきる病気です。とくに脳炎・脳症は、ウイルスが原因というよりも、解熱剤やタミフルなどの治療薬が、自然に治る過程に影響を与えるために発生する可能性がある、という指摘もあります。

インフルエンザの流行が防げたことなど、ほぼない

流行期には、子どもに少しでも熱があると、学校や保育園からすぐに病院に行って検査を受けるようにすすめられます。しかし、ウイルス検査は発熱から半日〜丸1日経過しないと陽性になりません。こうした不確実な検査結果をもとに管理しても効果は低く、実際に学校や保育園でインフルエンザの流行を防げたことなど、ほぼないと言えるでしょう。

家庭での対応にも問題があります。インフルエンザは人にうつしてはいけないけれども、風邪はいいということはありません。つまり、どちらも症状が落ち着くまで自宅で休養し、しっかりとケアをしてあげることです。子どもを何度も病院に連れて行き、ワクチンを打ったり、不確実な検査を受けたり、ほとんど効果のない薬をもらったりする必要はないのです。インフルエンザを不安に思って、身体的にも、経済的にも、社会的にもほとんど意味のない負担をかけ続けるのは、もうやめてもいいのではないでしょうか。

アレルギーは微生物を排除しすぎた結果の病気。免役の異常反応なので対症療法では治らない

アレルギー性疾患には、アトピー性皮膚炎、花粉症、喘息、食物アレルギー、じんましん、アレルギー性結膜炎、アナフィラキシーショックなどがあり、罹患者数は爆発的に増加しています。

その原因には、遺伝、環境汚染、化学物質、住環境、アレルゲンの増加、食生活など、さまざまなものが推定されていますが、とくに重要と考えらえるのは以下の3つです。

1＝微生物を排除していること

私たち人は、腸内や口腔内の常在菌などの微生物と共生することで、正常な免疫反応を維持しています。ところが、微生物を排除することにより、正常な免疫反応を維持できなくなり、本来なら反応しないはずの花粉やホコリ、食べものなどに免疫が反応するアレルギー性疾患を発症しているのです。

2＝食の欧米化による脂質摂取の変化

人は、体内で合成できない必須脂肪酸を食物から摂取しないといけません。必須脂肪酸にはω－3系（えごま油や青魚に含まれる脂など）とω－6系（植物油全般に含まれる油）があり、ω－6系をとりすぎるとアレルギー性疾患やさまざまな炎症、がんなどを発症します。

3＝自律神経のアンバランス

ストレスの少なすぎる環境は、副交感神経が優位に働き続けるため、アレルギー性疾患を発症しやすくなると考えられます。現代の子どもたちの生活はとくに便利で快適になった結果、慢性的に怠惰で甘えた状態になっているとも言えます。

免疫状態を正常に戻すことではじめて治る

そのほか、公害、農薬、添加物、洗剤、薬など、さまざまな化学物質も、アレルギー性疾患の要因として悪影響を与えていることは間違いないでしょう。

アレルギー性疾患は、あらゆるものの複合要因でおこっている、免疫の異常による病気です。たとえば、アトピー性皮膚炎は皮膚の病気ではなく、免疫の異常によっておもに皮膚に症状があらわれているものです。つまり、皮膚に薬を塗ったりする対症療法では、根本の治療にはなりません。

自分をとり巻く環境すべての根本的な見直しが必要です。不自然な生活習慣をあらため、自然に沿った食事や生活を心がけ、免疫状態を正常に戻すことではじめて治る病気です。行きすぎた衛生管理をやめ、生活リズムを整え、子どもは積極的に外で遊ばせること。化学物質を避け、抗生剤は極力使用しないこと。白砂糖や小麦、牛乳を控え、食物繊維や発酵食品などを積極的にとり、腸内環境を整えることです。

喘息の場合は、こうしたアレルギー対策に加えて、ストレスを減らし、運動、腹式呼吸を日常にとりいれるようにしてください。

薬の多くは化学薬品で、体外への排出は難しい。蓄積すると、その毒性で全身の機能が低下する

現代は、病気を薬で治すことがあたりまえになっています。

医師のなかでも、薬を出すことだけが治療になっている人も少なくありません。そのため日本は世界でもっとも薬の消費が多い国になっています。多くの人が飲んでいる薬とは、そもそもどのようなものなのでしょうか。

かつて西洋医学の薬が普及する前は、病気を治すのに薬草などの天然の生薬が使われていました。生薬には、たくさんの成分が自然の状態で含まれています。

いっぽう、西洋医学の薬のほとんどは、石油を原料とした「脂溶性の化学薬品」です。プラスチック、ナイロン、農薬などと同じ、「石油化学工業製品」だということ。多くは単一の成分が精製された合成物であり、自然からかけ離れた人工物ということになります。

脂溶性のものは水に溶けにくいため、尿から出すことができません。人は、脂溶性の化学薬品を、効率的にからだの外に排出する機能をもっていないため、蓄積されることになります。

ちなみに、ビタミンにも水溶性のものと脂溶性のものがあります。脂溶性のビタミンには、ビタミンA、D、E、Kがありますが、からだに有益なビタミンでさえも、脂溶性の場合は過剰に摂取すると処理できないため体内に蓄積され、中毒を引きおこします。

消化管で吸収された化学薬品は、まずは肝臓に運ばれます。化学合成物はとくに分解しづらいため、肝臓に多くの負担がかかります。負担をかけ続けると、肝機能が悪くなります。肝機能が悪くなると、ますます化学薬品を処理する能力「解毒能」が低下します。

また、現在飲まれている化学薬品の多くは、交感神経を一方的に亢進します。交感神経が緊張した状態では、解毒能がますます低下します。

免疫力にもダメージを与え、自然治癒力を奪う

肝臓で処理しきれない化学薬品は、全身に運ばれることになります。化学薬品が、全身の毛細血管や血管からしみ出して細胞をとり巻いている細胞外液にとどまると、全身の細胞に長期にわたり、ゆっくりと毒性を発揮します。

脂溶性のものは、リンパ管に入りやすいという性質もあります。リンパ管は免疫を担当する細胞の通り道でもありますので、ここに化学薬品がとどまると、免疫系に重大なダメージを引きおこし、感染症やがんなど、あらゆる病気の原因になります。

西洋医学の薬の多くは対症療法であり、病気を根本的に治しません。また対症療法は、自然治癒力を奪うことにもつながります。

ただし、すべての薬を使ってはいけないというわけではなく、いのちにかかわるときや、激しい痛みなどつらい症状が強い場合は、一時的に使うべきです。

なるべく避けたいことは、長期にわたって薬を使用すること。食事や生活を見直すことを最優先させましょう。そうすることで、今飲んでいる薬を減らすことも可能になります。

熱の高さと病気の重症度は無関係。解熱剤で症状をおさえても、病気は治らない

解熱剤には一般的に「熱を下げる」「痛みをとる」のふたつの効果があります。多くの患者さんは、発熱や痛みのために病院を受診しますので、解熱剤はもっとも使われている薬と言えます。しかし、発熱は症状のひとつであり、病気そのものではありません。熱を下げることは症状をとるための対症療法であり、病気を治すことではないのです。発熱は、病原菌とたたかうため、自分で体温を上げる反応です。体温が1度上がるたびに、免疫力が増強すると言われています。

とくに子どもは、解熱剤を使って、わざわざ熱を下げる必要はないのです。痛みもあると不快だと思いますが、血流を増やし、痛んだ組織を修復するために生じている反応であり、必要があって出てきているのです。よく勘違いされますが、発熱が原因で頭がおかしくなったり、後遺症を残したりすることはありません。たとえ40度の熱が1か月続いても、発熱が理由で脳に障害がおこることはないということです。脳に後遺症を残すか否かは、熱が出ている原因によりますので、熱自体の問題ではありません。ですから、病院に駆け込んで熱を

下げることに、あまり意味がありません。また、熱の高さと病気の重症度にも関係がありません。38度の熱よりも40度の熱のほうが重症というわけではないのです。

解熱剤を使うと回復までに時間がかかる

解熱剤を使用することによる最大の問題点は、免疫力を落とし、病気の治癒にむかう自然の経過に影響を与えてしまうことです。たとえばインフルエンザ脳炎・脳症は、一部の解熱剤と関係があることがあきらかになっています。風邪の場合も、解熱剤を使用したほうが回復までに時間を要することがわかっています。また熱性けいれんも、解熱剤を使用したほうが頻度が増えます。

解熱剤のもうひとつの深刻な問題は、交感神経を強力に刺激してしまうことです。短期間に限って使用するのならばあまり問題になりませんが、痛みをとるためなどに長期にわたって使用すると、自律神経のバランスをくずします。そして、交感神経が一方的に働きすぎる状態が続くと、あらゆる病気の原因となります。

高熱が出たときは、熱を少し下げるだけで、子どもの食欲やきげんがよくなることもありますし、痛みが強くて眠れないときなど、一時的に薬を使うことも必要でしょう。症状がやわらいだら薬の使用をやめ、自然に治っていく反応を邪魔しないようにすることが大切です。

抗生剤は重篤な感染症では積極的に使うべき。ただし、軽症では使わない。腸内細菌などの常在菌にもダメージが

抗生剤は、微生物を殺したり、働きを阻害したりするための薬です。一般的には、細菌に対する薬を指しますが、ウイルスやカビ、寄生虫に対する薬もあります。

「抗生剤は20世紀最大の発見」

とも言われ、重篤な感染症の治療に使われ、多くのいのちを救い、人類に貢献してきたことは間違いありません。しかし、いっぽうで、微生物を排除する行為でもあり、その行きすぎは現代病を急増させた原因にもなっています。


どのような場面でも抗生剤を使わないことがいいわけではありません。重篤な感染症のときは積極的に使うべきでしょう。しかし、軽症の感染症にまで安易に抗生剤を使うことには多くの問題があります。それを適切に判断することも、医師としての重要な役割だと思います。抗生剤を使用する最大の問題点は、病原菌のみならず、常在菌も大きなダメージを受けるということです。

常在菌は、健康な人には何も悪さをしないばかりか、私たちにとって有益なものです。たとえば腸内細菌は、私たちの健康にとってもっとも大切と言っていいでしょう。

とくに子どもの場合、抗生剤によって一度腸内細菌叢が破壊されると、回復に時間を要します。口腔内の常在菌もなくてはならないもので、これがダメージを受けると口腔内の感染につながり、リウマチやＩｇＡ腎症など、さまざまな病気を引きおこす要因にもなります。抗生剤を使用することで常在菌がいなくなってしまうと、言わば丸裸の状態になります。この状態では別の病原菌がつきやすくなり、再び抗生剤を使用しなければならないという悪循環に陥ります。

耐性菌の出現で、効かなくなるのは時間の問題

抗生剤を使用した場合のもうひとつの大きな問題は、耐性菌の発生です。

つまり、抗生剤を使いすぎると、細菌のほうが変異し、抵抗力を獲得し、その抗生剤が効かなくなるのです。抗生剤が開発されてもすぐに耐性菌が出現する様は、よくイタチごっこにたとえられますが、実際の状況はより深刻です。人の抗生剤の開発力には限界がありますが、細菌の耐性獲得能力は無限大と言ってもいいくらいです。どんなに強力な抗生剤を開発しても、効かなくなるのは時間の問題で、開発が追いつかなくなります。すでに、あらゆる

抗生剤が効かない細菌も出現しています。

副作用の問題もあります。多くは、じんましん、発疹、肝機能障害などですが、アナフィラキシーショックや全身の発疹を特徴とする「スティーヴンス・ジョンソン症候群」などの重篤なものもあります。熱性けいれんをおこしやすくする抗生剤もあることがわかっています。

炎症には劇的に効くステロイドの落とし穴。見た目の症状は消えるが、からだの毒は残ったまま

ステロイドは、副腎でつくられるホルモンの一種で、あらゆるストレスに対処するための中心的な役割を果たしています。

たとえば、血圧の維持、栄養やエネルギーの代謝と調節、炎症をおさえる働きのほか、消化器、骨、筋肉、精神にも影響を与えるなど、じつに多くの作用があります。ステロイドが治療に利用されるのは、強力に炎症をおさえる作用があるためです。しかし、炎症をおさえるほかにもたくさんの働きがあるため、さまざまな副作用をおこすことになります。

救命救急の現場において、ステロイドはおもにアナフィラキシーショック、重症喘息発作、クループ（急性喉頭炎）などの病気の治療に使われる、なくてはならない薬です。

そのほか、慢性の炎症をおこす、ありとあらゆる病気にも使用されます。アレルギー性疾患や自己免疫疾患、がんなどの生活習慣病に代表される現代病の背景には、免疫の過剰状態や慢性の炎症などがありますので、ほとんどの病気に対してステロイドが効果を発揮することになります。しかも、作用は強力で、あっという間に見た目の症状はなくなることから、

「魔法の薬」とまで言われています。しかし、このことにまさに落とし穴があるのです。

炎症とは、熱や痛みをともなって赤く腫れ上がるなど、つらい症状ではあるのですが、必要があるから出てくるものなのです。そのほとんどが、傷んだ組織の修復のためにおこり、病気が治るための必要なステップなのです。それを、ステロイドによって症状を強力におさえてしまうことは、病気が治る過程も抑制することになるのです。

ステロイドの副作用と禁断症状

ステロイドは人のからだでつくられる物質だから安全という意見がありますが、じつはまったく違います。湿疹や炎症など、ステロイドが効く病気の背景には、みずからステロイドをつくり出す能力の低下があります。自分で十分な量を産生できれば問題ないのですが、つくり出せないために病気を発症しています。薬に頼ることで、自分でステロイドをつくる能力が失われてしまうのです。はじめはよく効いていたステロイドもしだいに効かなくなり、やめられなくなるどころか、増量が必要になることもめずらしくありません。

そしてステロイドには多くの副作用があり、このことがあまりにも軽視されています。たとえば、ステロイド治療が主流になる以前は、アトピー性皮膚炎は成人になるまでには治ると考えられていましたが、現在は成人の難治性アトピー性皮膚炎患者が増えています。このほとんどは、ステロイドの副作用である「ステロイド依存性皮膚炎」と考えられます。そして、長年使っていたステロイドをやめると、禁断症状（リバウンド）に苦しむという、負のスパイラルに入ってしまうのです。

症状が出るのは、解毒力や排出力が高いから

私は、乳児湿疹やアトピー性皮膚炎の人に対しては、はじめからステロイドを使わないことを、すでに使っている人には説明して理解していただいたうえで、使用をやめるようにとお伝えしています。ステロイドを使わなかった子どもたちの改善の結果を見れば、ステロイドが不要であることは一目瞭然です。

アトピー性皮膚炎と「乳児湿疹」では、病態がまったく異なります。乳児湿疹は、通常1歳未満に発症し、生まれてきたときにすでにもっていた毒を皮膚から出している状態。毒を出しきれば終わりです（「毒」は科学的な表現ではありませんが、現代生活は数えきれないほどの化学物質や、不自然なものにまみれており、それらの蓄積をここではわかりやすく、毒と表現しています）。

これに対し、アトピー性皮膚炎は、通常1歳以降に発症し、病態的にはアレルギー性疾患と同じで、おもに不自然な日常生活の積み重ねが限界を超えたときに発症すると考えていま

す。ですから、アトピー性皮膚炎の改善には、日常生活や食事などの根本的な見直しが必要です。

お母さんのなかには、これらの症状は親のせいだと、自分を責める人がいます。しかし、現代病の多くは社会全体の問題であり、決して個人の責任だけではありません。むしろ自然に沿った暮らしを心がけているご家庭のお子さんのほうが、症状が強く出やすいという印象を受けます。なぜなら、そのお子さんの解毒や排出の力が高いからです。湿疹やかゆみなどの症状はとてもつらく、苦しいのですが、症状が出ていることは必ずしも悪いわけではないこともおさえてください。

乳児湿疹にはステロイド不要。使わなくても99%が治癒する

ステロイドは、皮膚からの毒の排出を強力におさえつける薬です。使うとすぐに見た目はきれいになります。ステロイドで症状をおさえているうちに、湿疹が見られなくなる例も数多くあります。「一見よくなった」ように見えるため、多くの医師は、この状態を治癒と考えて目標にして、ステロイドによる治療をすすめるのです。

しかし、これはからだが毒を出すのをやめさせること。すなわち、「からだに毒が残ったままにする」ということです。さらに問題なのは、皮膚がしだいにステロイドに依存した状

態になり、ステロイドがないと正常な皮膚の状態を保てなくなることです。

じつは、乳児湿疹の子どもにステロイドを使わなかった場合、なんと1歳までに95%、2歳までに99%が治癒します。何もしなくとも自然に治癒するのです。サプリメントも不要です。皮膚の再生のために、なるべく栄養をとることが最優先になります。

しかし、乳児湿疹やアトピー性皮膚炎の「標準治療」では、ステロイドの処方が第一選択になっています。ほとんどの医師は、まずステロイドを処方するでしょう。これは、医師のせいだけとは言いきれません。

すぐにきれいにしてほしいという患者さん側のニーズも、残念ながら根強くあります。患者さんやそのご家族こそが、病気に向き合い、勉強し、最終的には「自分で決める」という大きな決断が必要となるのです。

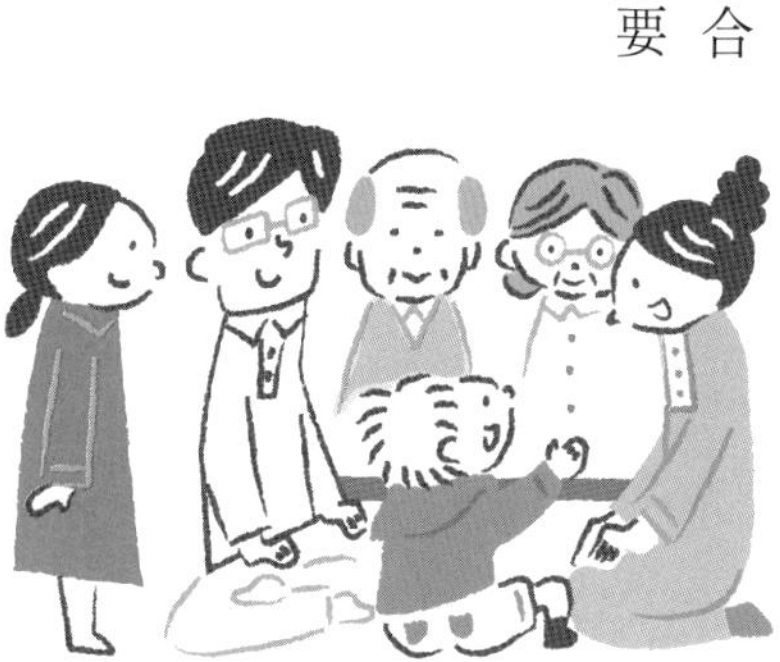

免疫をつけるために打つワクチン。メリットばかりが強調されるが、デメリットも考える

新型コロナウイルスの出現で、ワクチンの開発を期待するニュースがたくさんありました。実際に世界中の研究機関が開発を進めているので、いずれ日本でも登場することは間違いないでしょう。感染予防や、発症の予防にはある程度の効果は見込まれるでしょう。ただし、実際にワクチンを打つことについては、さまざまな考慮が必要です。

ジフテリア、百日ぜき、結核、ポリオ、麻疹、風疹から、子宮頸がん、肺炎球菌……など、ワクチン（予防接種）にはたくさんの種類がありますが、すべて義務ではありません。受けるか受けないかは保護者や当人が決めていいのです。法律の観点からも、憲法上の観点からも、打つか打たないかは自由であり、その選択について他人（保健所、医師、保育所、学校、児童相談所など）が強制することはできません。そして、この問題に、いまだ明確な答えはありません。何をメリットと考え、何をデメリットと考えるのかは、人それぞれだからです。

子どもであれば、大切な子どもたちの健康を本当の意味で守ることができるのは、保護者

の人だけ。ですから、ワクチンを受ける前に勉強しておきたいですね。

ワクチン以外でできる感染症対策も視野に

子どもの場合でも、おとなのケースでも、一般的にはワクチンのメリットのみが強調されますが、それだけではなく、以下のことも知り、熟考して決めましょう。

●すべてのワクチンは義務ではない。
●ワクチンに関する歴史的意味を知る。
※歴史的に見ても、ほとんどの感染症の患者数、死亡率の大幅な減少は、ワクチン導入以前におこっており、ワクチンが制圧したわけではない。また、すでに病気がないものもある。
●ワクチン以外でできる感染症対策について（基本的な衛生管理など）。
●ワクチンの効果について（短期的な効果はあるが、麻疹のように長く続かないものも）。
●ワクチンのブースター効果について
※一度免疫ができると、同じ感染症に接触しても発症しないで免疫が高まることなど。
●ワクチンの副作用について（短期的・長期的）。

●感染症にかかる意味について（感染症にかかることは、必ずしも悪いことではない）。
●ワクチンに含まれる成分について（ほとんどが不自然なもの）。
●ワクチンの社会的な影響について（社会、環境、子どもの将来、未来の子孫などへの影響）。
●情報のリテラシーをつける。
※論文、専門家、マスコミがすべて正しいわけではない。

ワクチンを受けないと決めたとき、場合によっては「圧力」がかかることもあるでしょう。その際、敵対するのではなく、なるべく穏便に対処するほうが懸命だと考えています。

ワクチンの賛成派と反対派では、互いに意見をおしつけ合うだけになってしまうことが多く、それではいつまでたっても本当の解決にはなりません。現時点では、少しでも同じ考えの人たち、あるいはワクチンに疑問を感じている人たちと情報交換をするなどして、つながりをつくっておくといいかもしれません。それ以上に、自分とは違う価値観や多様な考えを認め合うことが大切になります。

file.6

環境リスクを下げる暮らしの基本

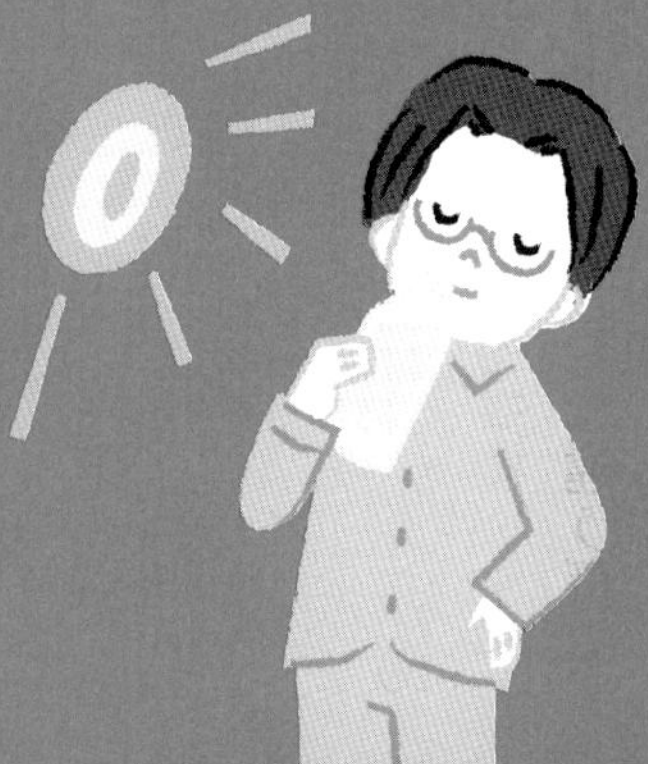

生きていくうえで空気は食べものよりもずっと重要

人間が生きるうえで、空気は、食べものや水よりずっと重要です。食べものを食べなくても、水分をとっていれば25日間くらい、水分がなくても5日くらいは生きていられます。しかし、空気がなければ5分ほどで死んでしまいます。

また、1日に摂取する量を比較すると、成人では単純計算で食物が約2～3kg、水が約2～3kg、空気が約18～20kgにもなるとされ、空気が全体の80％ほどを占めることになります。さらに、体重あたりの呼吸量は、子どもはおとなの2倍近くになり、空気の影響は子どものほうが大きくなります。

それでは、空気の問題を見ていきましょう。まず、屋外の空気について問題なのは「大気汚染」です。具体的には、フロンガス（オゾン層の破壊）、炭化水素（工場、排気ガス）、窒素酸化物（NOx）、硫黄酸化物（SOx）、粒子状物質（煤塵、粉塵、ディーゼル黒煙、PM2・5）、放射能などの問題があります。

二酸化炭素については、これらと並んで地球温暖化の原因と強調され、問題視されていますが、実際はそうではなく、地球の温暖化によっておこった結果であると考えられます。大気汚染は社会全体の問題であり、ひとつでも改善する努力をしていくしかありません。

自然なすきま風が入る木造住宅が理想

屋内の空気について、最近では、家の建材などに含まれる有害化学物質による健康障害「シックハウス症候群」が問題になっています。症状として多いのは、めまい、吐き気、目・鼻・のどの痛みなどです。原因物質として、ホルムアルデヒド（発がん、アレルギー性疾患、神経作用）、トルエン・キシレン（嘔吐、倦怠感、神経作用）、コンクリート（精神作用、頭痛、アレルギー性疾患）、ナフタリン（発がん、花粉症）など、さまざまなものがあります。現代建築は、コンクリート、サッシ、断熱材、ビニールクロスなどのおかげで、気密性が高く、高濃度の汚染物質が屋内にとどまる傾向が高くなっています。

対策としては、こまめに換気し、揮発性の化学物質を除去しましょう。日に何度か、窓の2か所を5㎝、5分くらい開けておきます。新築では、24時間換気が義務づけられています。空気清浄機や加湿器が有効なこともあります。

日本の気候は、夏は高温多湿で、冬は低温低湿になります。ですから、東北や北海道などの冬の寒さが厳しい地方を除き、本来は、土、木、紙、畳などを使った木造建築の住宅が合っています。通気性にすぐれ、自然にすきま風が入るからです。できるだけ建材は天然素材を選び、さらに防虫剤、防カビ剤、防湿剤など、あらゆる化学物質の使用を避けるようにしましょう。

水は、ミネラルたっぷりの天然の水を

人間にとって、空気の次に大事なものは水です。水が重要な理由は、体内の水分量にあります。人の体重に占める水分の割合は、新生児は77%、幼児は70%、成人は60%、高齢者は53%ほどになりますが、いずれにしても、水は体内でもっとも多い物質になります。

本来なら、健康にとっていちばんいいのは、井戸水や山からのわき水のような、生命力にあふれた天然の水です。天然の水には、適度なミネラルが含まれ、アルカリ性や酸性に偏っておらず、酸素や二酸化炭素も豊富に含まれます。

最近では、天然の水であっても、酸性雨や残留肥料や農薬、さらには放射能までも気にしなければならなくなりました。家庭で天然の水を使っている場合でも、心配な人は、一度はこれらの検査を受けておくことをおすすめします。今の私たちの健康のためだけではなく、未来の子孫たちや地球の生態系のためにも、環境の破壊は一刻も早くなくしていく必要があります。

ただし、都会では天然の水を手に入れるのが困難ですので、市販のミネラルウォーターか水道水を利用することになります。しかし、ミネラルウォーターの多くは煮沸消毒されており、生水としての効用はありません。また、ペットボトルの水には防腐剤が使われているものもあり、お金もかかるので、あまりおすすめできません。

水道水は浄水器で最低限の塩素をとり除く

水道水を利用するのが現実的ですが、高濃度の塩素や古い水道管由来の有害物質が含まれますので、浄水器を併用したほうがいいでしょう。数千円のものから数十万円するものまでいろいろな種類がありますが、最低限、塩素を除くことができる浄水器を、台所だけでなく、浴室のシャワーヘッドにもとりつけましょう。次項（219ページ）で、詳しく説明します。

放射性物質の除去には、逆浸透膜型の浄水器がいいのですが、高額なうえ、同時にあらゆるミネラルまでも除かれてしまう可能性があります。ミネラルをまったく含まない純水も、からだにいいとは言えません。

ちなみに、含まれるカルシウムとマグネシウムの量が少ない水を「軟水」、多い水を「硬水」と言います。日本の天然水の多くは軟水であり、日本人のからだに負担をかけないのは軟水になります。水にかわる飲料として、緑茶、紅茶、ウーロン茶、コーヒーなどがありますが、それらはカフェイン入りのため、とくに子どもに与えるのは好ましくありません。おとなでも、午前中にとるなどの工夫をしましょう。カフェインの入っていない、もしくは少ない番茶やほうじ茶、野草茶、玄米茶、麦茶なら、どの時間でもいいでしょう。

ジュースなどの清涼飲料水は、砂糖が大量に含まれていますし、人工甘味料はさらにからだによくありませんから、これらは控えるようにしましょう。

摂取する水分量に決まりはありませんが、体重50kgの成人で1日1・5~2ℓくらいの量が理想です。とくに高齢者は水分が不足しがちですので、朝1杯の水分からはじめて、こまめに何回も水分をとるようにしてください。

シャワー時の塩素の害は、飲むときの100倍。シャワーヘッドにも浄水器が必要

日本の水道水には、殺菌のための塩素が含まれています。塩素は、大腸菌を0・1ppm（1ℓに0・1mgの塩素が入った状態）で15分、0・2ppmなら一瞬で死滅させるとされており、その濃度が高くなればなるほど、人体にも深刻な影響を与えます。

プールから上がったあとに、目が充血し、肌がカサつき、髪の毛がごわごわするなどの経験は、誰にでもありますよね。日本の水道水の塩素濃度基準は、家庭の蛇口で0・1ppm以上であることとされていますが、問題は上限がないことです。世界的に見ても、上限が定められていない国は日本だけです。実際に日本各地の水道水の塩素濃度を測定すると、ほとんどが1ppm以上で、諸外国の5～15倍にもなります。

塩素はほかの分子と結合しやすく、人工的に酸素と結合すると、次亜塩素酸となります。これは消毒剤であり、漂白剤として使用されているものです。また、メタンなど水中の有機物と反応すると、トリハロメタンとなります。これは、発がん性物質として知られ、催奇形性（妊娠中の女性が服用したときに胎児に奇形がおこる危険性）もあります。

塩素による健康被害として、胃腸障害、アレルギー性疾患（アトピー性皮膚炎、花粉症、喘息）、動脈硬化（心筋梗塞、脳梗塞）、がん、奇形などが報告されています。

皮膚の常在菌がダメージを受け、バリア機能が破綻する

塩素は、25度でガス化し、拡散するため、飲み水としての害以上に、密閉した浴室での害が大きいとされています。とくにシャワーの使用は、多量の水滴から気化するため、皮膚からの塩素の吸収は、飲んだときの100倍にも相当します。15分のシャワーを浴びると、水1ℓを飲んだときの塩素量に相当するという報告もあります。

また、近年のアトピー性皮膚炎の増加の一因に、水道水の関与が強く疑われています。正常な皮膚の常在菌は、約10種類存在し、なかでも表皮ブドウ球菌とアクネ菌がおもなものとなります。これらは、皮脂や老廃物を食べ、脂肪酸を分泌し、皮膚を弱酸性に保つことにより、病原菌から守る役割を果たしています。ところが、水道水には塩素が含まれていて殺菌の力が強く、水そのものも弱アルカリ性に調節されていることが多いため、皮膚の常在菌にとって大きなダメージとなります。皮膚の常在菌が減ってしまい、バリア機能が破綻することにより、アトピー性皮膚炎が発症する原因になります。塩素の害を減らすためにも、台所の蛇口だけではなく、浴室のシャワーヘッドにも浄水器をつけましょう。

歯磨きや虫歯予防に用いられるフッ素。健康被害や環境汚染が問題視されている

虫歯予防のためにフッ素を使うことは、今や常識になりつつあります。現在では、歯磨きに添加されていたり、歯科医院で塗布したり、乳幼児への塗布を無料で行っている自治体も少なくありません。しかし、フッ素は本当に安全なものであり、虫歯予防に有効だと言いきれるのでしょうか？　フッ素の問題点について考えてみたいと思います。

一般的に「フッ素」と呼ばれているものは、非常に反応性の強い物質で、通常は単体では存在しません。さまざまな物質と結びつき、「フッ素化合物」として存在しています。

フッ素は、自然の食べものにもごく微量ですが含まれています。しかし、からだにまったく必須なものではなく、むしろできるだけ摂取しないほうがいいのです。フッ素の害について、多くの研究者、もしくは機関が、これまでに以下のように指摘しています。

●フッ素化合物は、植物と動物の両方の細胞内で遺伝子損傷（がんの原因）を引きおこす可能性がある（アメリカ環境保護庁・ウィリアム・ハーズィ博士）。

●フッ素の添加は、いかなる化学物質より早く、多くのがんによる死者を生み出す原因となる（アメリカ国立がん研究所所長・ディーン・バーク博士）。
●大気中のすべての汚染物質のなかで、世界中の動物に害を与えてきたものはフッ素である（アメリカ農務省）。
●あらゆる大気汚染物質のなかで、農業に害を与える可能性として、フッ素がもっとも疑わしい（アメリカコーネル大学・レナード・ウェインスタイン博士）。

中国では農薬として使われている

実際、中国では「フッ化ナトリウム」は、農薬として使用されています。

また、ＷＨＯ（世界保健機関）のデータにおいて、水道水にフッ素添加している少数の先進国と、添加していない大部分の先進国とで、虫歯の罹患率に明確な違いは認められていません。つまり、虫歯予防に水道水へのフッ素添加は関係ないということです。

フッ素の害としては、松果体（脳内に存在する内分泌器官）、脳、甲状腺、骨への影響が考えられており、歯牙フッ素症、アルツハイマー病、動脈硬化、不妊、奇形、糖尿病、がん、認知症、知能の低下、甲状腺疾患、骨疾患などとの関連が疑われています。

ティッシュペーパー、洗剤から入浴剤まで、化学物質が経皮毒を引きおこす

経皮毒とは、日用品に含まれる化学物質が皮膚を経由して毒性を引きおこすものです。私たちの生活は便利で快適になりましたが、いつのまにか非常に多くの化学物質にまみれています。

たとえば、合成石けん、歯磨き、ヘアケア用品、スキンケア用品、化粧品、日焼け止め、髪染め、ティッシュペーパー、消臭剤、芳香剤、蚊取り線香、虫よけ、洗剤、プラスチックの食器、テフロン加工の鍋、ゴム手袋、入浴剤など。

さらに、建材、紙オムツ、生理用品、衣服、寝具、畳、カーペット、フローリングなど、あらゆるところに化学物質が使われており、まさに毒物に囲まれて生活していると言っていいでしょう。

経皮毒が問題になる理由は、次の４つからです。

1＝体内に吸収されると分解や排出がされにくい。
2＝種類が多く、複合的な因果作用はまったくわからない。
3＝すぐには影響が出ずに、毎日少しずつ蓄積して害となる。
4＝毒性は子、孫、未来の子孫へと引き継がれる。

経皮毒は、新生児がもっとも大きな影響を受けることがわかっており、小児、高齢者、成人の順に続きます。入浴時などの皮膚温が高いときほど浸透しやすく、湿疹やアトピー性皮膚炎など皮膚に病気や傷のある場合ほど、吸収率がぐっと上がります。性器は全身の皮膚のなかでも、もっとも経皮毒を吸収する部分と考えられますので、とくに注意が必要です。

また、界面活性剤や乳化剤は簡単に皮膚の角質層のバリアを通過するという特徴があります。

脳機能への健康被害、アレルギー性疾患にも関係

経皮毒の健康障害として代表的なものは、脳機能の異常です。原因となる化学物質の多くは石油からつくられているため脂肪に溶けやすく、血液脳関門を通ったのちに、自閉症、多動性障害、学習障害、行動異常、アルツハイマー病、パーキンソン病、うつ病などに影響を与えている可能性があります。そのほか、アレルギー性疾患、がん、冷え症、心疾患、婦人科疾患（子宮筋腫、子宮内膜症、子宮がん、乳がん、月経異常）との関連も疑われています。

経皮毒の影響をできるだけ受けないために、プラスチック製ではなく、木や陶磁器、ガラス製の食器類を使いましょう。

石けんや洗剤類は、純石けん、重曹、酢、クエン酸などを活用します。ＥＭ菌（人間や環境にやさしい微生物の集まり）や布たわしもいいでしょう。防虫剤、芳香剤、防腐剤、入浴剤、日焼け止めなどは、薬草、ハーブ、アロマオイルなど、自然なものを利用することをおすすめします。

私たちが使っている化学物質は、排水口から流れ、見えなくなったら終わりではありません。すべて環境汚染につながります。可能な限り自然のものを利用し、ひとつでも多くの経皮毒を減らしていく必要があります。子、孫、未来の子孫たち、そして、地球上のすべての生物のために、利便性だけではなく、地球環境にとっていいものを選択しましょう。実践してみると、それらのほうが、安全かつシンプルなうえ、経済的で、効果も大きいことに気がつくはずです。

自然に沿った生活で腸内細菌を整えて、免疫力、解毒力、排出力を上げる

放射能とは、放射線（おもにα線、β線、γ《ガンマ》線）を出す能力のことで、放射性物質が放射線を出しています。放射線を体外（地面や空気中）の放射性物質から受ける被ばくを「外部被ばく」と言い、食べものや呼吸を通じて体内に入った放射性物質からの被ばくを「内部被ばく」と言います。福島第一原子力発電所の事故の被災地に近い場所では外部被ばくと内部被ばくの両方が、遠い場所ではおもに内部被ばくが問題になります。

からだにとり込まれた放射性物質は、「物理的半減期」（放射性物質が自然に半分になっていく期間）と「生物学的半減期」（代謝や排出により、からだから出て半分になった期間）の両方で減っていきます。

放射線の害では、体内にとり込まれる放射線の人への影響量である「シーベルト」が重要ですが、あくまで推計値であり非科学的な値です。

内部被ばく量は、放射線の量である「ベクレル」から計算されますが、この数値は、評価する機関によって大きく異なり、実際に「ひどく危険である」、あるいは「ほとんど問題ない」

という意見の違いになっています。国際基準値はＩＣＲＰ（国際放射線防護委員会）が出しており、日本政府やおもな専門家もこれに準じていますが、この値は不当に低いという意見もあり、放射線被害を非常に過小評価している可能性があります。

また、事故後の一時期、福島県の子どもの甲状腺がんの発生率は、全国平均に比べて約30〜50倍に増えており、放射能と無関係とは考えられません。

原発事故から9年たちましたが、いまだに解決のめどすらたっていません。

被ばくを防ぐ努力を最大限に

放射線が害となる理由は、以下の3つがあげられます。

- 細胞内のＤＮＡ（遺伝子情報）が傷つく。
- 細胞障害をもたらす活性酸素の発生。
- 細胞膜や細胞内器官に対する障害。

さらに、がん、白血病、流産、低体重児、奇形、発達障害、心臓・神経・呼吸器・消化器疾患など、あらゆる病気を引きおこします。年齢が若いほど影響が大きくなり、とくに胎児

（妊婦）への影響が最大で、妊娠可能な年齢の女性も注意しなければなりません。

放射線対策は、まずは被ばくを避ける努力を最大限にすること。

次に、住環境、食べもの、日常的に子どもが遊ぶ場所などの放射線量を知っておくこと。

さらに重要なのは、自然に沿った暮らしをし、腸内細菌を整え、免疫力、解毒力、排出力を上げることです。

原子力発電所は一時の電力を得るために、その後、数万年間の管理を必要とします。ひとたび事故をおこすと、放射能を制御することはまったく不可能であり、健康や環境に与える影響は多大なのです。原子力発電所以上に不自然なことはないのではないでしょうか。

「自分は若くないから」

「この土地を離れられないから」

「経済的発展のために必要」

などの理由で現状に目を閉ざし、受けとめるしかない……というようなレベルの話ではないと思います。

私たちのからだは地球と微生物と一体。土の状態は、私たちの健康をあらわす

私たちのからだの原料は地球、すなわち土であり、土の状態は私たちの健康そのものと言っても過言ではありません。同様に、農にとって大事なのも土であり微生物です。そこで、農と土の関係について、ふり返ってみたいと思います。

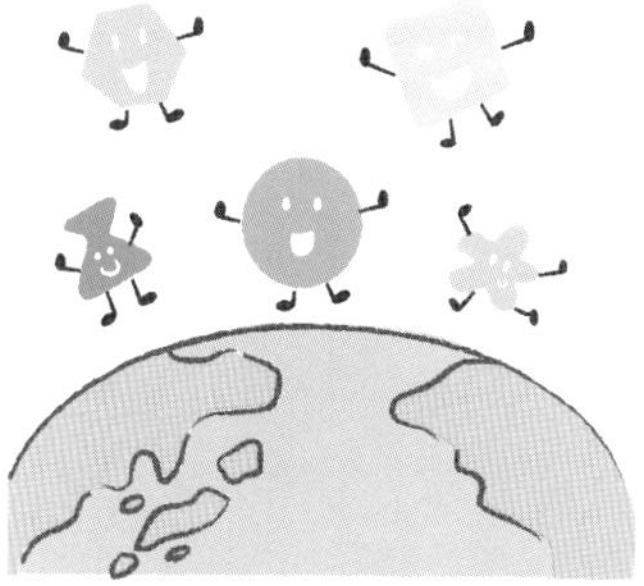

●土を耕さない

自然農では土を耕さず、作物のまわりに生えている草を地表15㎝くらいで刈り、その場に敷きます。収穫した野菜の残りも同様です。野菜や草の根が土の中で網の目状に広がり、それらが死んで土に戻っていく過程で、空気や水の入り込みやすい土がつくられます。土の深さごとに微生物のすみ分けがあり、自然の法則にしたがって、有機物を分解、解毒しながら土に戻していきます。これが、自然農の作物に養分を供給しています。

◉肥料をやらない

化学肥料を使用すると、微生物のえさである有機分がないために、土の中の微生物が極度に偏ります。

問題は、化学肥料を毎年与える限りは、見かけだけは立派な作物をつくることができることです。しかし、その作物の栄養価は下がり続け、土の中の微生物のダメージは大きくなります。ひとたび土がこの状態になると、肥料をやらなければ作物が育たなくなります。

現代人は、人のからだでまったく同じことを行っています。サプリメントや特定の栄養素だけを簡単にとること（たとえば、砂糖、食品添加物、粉食、ファストフード、肉食など）は、体型やスタイルは一見よくなるかもしれませんが、健康にとっての要であり、次世代に渡すとても大切な腸内細菌の状態を悪化させてしまいます。

自然農の畑では、肥料やたい肥を使用しません。刈りとられ、自然に枯れた草が微生物によりゆっくりと分解され、土に戻っていきます。肥料がないので、長い根をはりめぐらせ、水や養分の吸収にすぐれた強い野菜が育ちます。このような野菜は栄養価も高く、本来の味の濃い野菜になります。また、冷夏や干害など、気候の変動に対しても強くなります。

◉農薬をやらない（虫もとらない）

肥料を使わない自然農を何年も続けていくと、虫がつきにくくなります。虫は病気の作物や死んだ作物など、人や動物が本来食べてはいけないものを分解してくれています。害虫とは人が勝手につけた名前です。生きているものに、無駄なものなどないのです。

●草をむしらない

草を根ごとむしりとると、耕した場合と同様に、土の表面からの自然の構造が破壊されます。草が土の表面を覆っていると、日照りが続いても土を乾燥から守ってくれますし、根が残っていれば、大量の雨が降っても表土は流出しません。自然に生えてくる草には意味があり、土を育て、微生物を育み、すべての生きものが生活できる環境を整えているのです。

たとえると、地球の土（微生物）に相当するのが、人における腸（腸内細菌）になります。農にとってもっとも大切なのが土づくり（土の中の微生物）であるように、腸の状態が人の健康にとってもっとも重要と言えます。農薬、抗生剤、化学肥料、一部の有機肥料などにより、土（微生物）の状態は悪化するいっぽうです。

私たちのからだは土、地球、微生物と一体なのですから、農薬に限らず、日常生活のあらゆる面で、土を汚染しない生活を選択しましょう。

おわりに——変異するウイルスのためにも、生活を自然に近づける

病気になってから治療することよりも、病気にならないように予防するほうが、はるかに重要なことです。

病気の予防というと、予防接種を積極的に受けたり、検診や人間ドックを受けて早期に病気を発見したりすることをイメージされるかもしれませんが、そうではありません。病気を予防するために、特別な何かをするということでもありません。

心身ともに健康に生きるためにもっとも本質的で重要なことは、「普段の日常生活をどう生きるか」ということに尽きます。

何を食べるか、何を飲むか、どんな服を着るのか、どんな住環境にするのか、どのように日々を楽しむか、何を大切に生きるのか、子どもをどう育てるか……。ひとつひとつについて、なるべく自然に近づける、不自然なことをしないことが基本になります。

本書は、そうした暮らし方へのシフトをみなさんに考えていただくきっかけになればと思い、私の実践もふまえながら書いてきました。いきなりすべてをすることはできなくとも、ひとつずつでも、きょうからできることを中心にまとめました。

抗体検査でわかる新型コロナウイルスの真実

そんな折に、新型コロナウイルスのパンデミックがおこりました。今回の流行がどのように推移するのかは、まだまだ不透明です。

新型コロナウイルス感染症の現在の診断は、PCR法（核酸増幅法）で行われています。これはウイルスがいるかどうかの検査になりますが、間違いが多く、精度は50〜70％と考えられています。検査には特別な機器（特定の研究機関にある）が必要で、時間も経費もかかります。

現在の国の方針は、感染者の全数を把握することを目的にしていません。感染が疑われる可能性の高い人と、感染した人の濃厚接触者を中心にPCR検査が行われています。無症状の場合や軽症のものは検査すらされません。そういう意味では、日本での新型コロナウイルス感染症の実体はまったくわかりませんし、他国との比較さえもできません。

ウイルスの検査方法はほかにもあります。たとえば、抗体検査です。これはウイルスそのもののありなしを検出するものではなく、生体の免疫反応によりつくられる抗体を検出するものです。現在日本では普及が遅れていますが、すでに何種類かのキットが開発されています。まもなく、どこの病院でも迅速に安価で検査が可能になるでしょう。

一般の人は、病院で簡単に診断してもらえることを期待するかもしれませんが、抗体ができるには感染してから時間がかかるため、症状が出てからすぐの時期には検査できません。つまり、抗体検査は「急性期に診断する」という目的で使うメリットはあまりありませんが、診断すること以上に非常にたくさんの情報が得られ、ウイルスの正確な特徴をあきらかにできます。今感染している時期だけでなく、時間がたってからも検査できるのが特徴です。それにより医学的にはさまざまな前進が期待できるのです。つまり、以下のような点です。

1＝診断を確定できる。
2＝感染しているか、したことがあるか、免疫がついているかがわかる。
3＝感染者数や致命率などがより正確にわかり、病気の重要度がはっきりする。
4＝病態の解明が進む。
5＝さまざまな不安を解消する。

抗体とは、病原体だけに反応して生体を防御する働きをするもので、本体は免疫グロブリン（Ig）というたんぱく質になります。特定の病原体だけに反応するというのがポイントで、病原体が侵入したときに、相手を区別せずにすぐに排除するのが自然免疫系であるのに対して、特定の相手だけを排除するのが獲得免疫系で、より強力な排除力を発揮します（69

ページ）。抗体はこの獲得免疫系の働きによりつくられます。
人が産生する抗体にはいくつかの種類がありますが、病原体が感染してから最初につくられるのが、作用が限定的なIgMで、少し遅れてつくられるのが免疫（病原体を排除する力）の主力であるIgGになります。

抗体検査が行われれば、感染者の数、不顕性感染（症状がないまま経過する人の感染）の数などが正確にわかり、感染する割合、発病する割合、重症化する割合、死亡する割合などもより正確に計算できます。これにより、世界中で「COVID-19」と、恐れられる新型コロナウイルス感染症の本当の素顔が見えてくることにつながります。

●この感染症の本当の怖さとは？
●どの程度の感染力があり、どのように広まっていったのか？
●どのように予防や対策を考えればいいのか？

抗体検査でさらに重要な点は、感染リスクが把握できるようになることです。すでに抗体をもっていれば（無症状感染でも抗体はつきます）、「自分は感染しにくいのか」「人にうつしにくいのか」

の判別もできます。

これにより、抗体のある人から優先的に仕事や日常生活に戻るなどの判断ができることにつながるかもしれません。これは、感染者の隔離の解除だけでなく、医療や介護従事者、接客業や感染リスクの高い職場、死亡リスクの高い高齢者や基礎疾患のある人などでとくに重要になります。

本当に怖いのはウイルスよりも「人の恐怖心」

現在、新型コロナウイルスに関しては、さまざまな疑問や臆測がなされています。たとえば、次の点に関しては情報がほとんど得られないまま、恐怖だけが広まっています。

●免疫（抗体）ができないウイルスなのではないのか？
●そもそも抗体が有効なのか、無効なのか？
●一度できた免疫が続くのか、続かないのか？　続くなら、どれくらい続くのか？
●抗体がある（過去に感染している）と、むしろ重症化するのではないか？
●持続感染、潜伏感染、再感染、再燃などがあるのではないか？

こうした疑問に対しても、まずは抗体検査の結果で病態の解明が進むはずです。国による緊急事態宣言も出され、私たちの日常活動は大きな制限が行われました。パンデミックがおこると、正確な情報がまったくわからないまま、全世界がパニック状態となるのです。

もう一度強調しますが、本当に怖いのは新型コロナウイルスではなく人の恐怖心です。おそらく、来年以降、ワクチンが登場するでしょうが、これは根本的な解決にはつながりません。たとえ今回の新型コロナウイルスの流行が落ち着いても、ウイルスは今後も変異をしたり、別の新しいウイルスなどが登場したりすると思います。これにより、これまでの病気や治療に対する考え方だけでなく、生き方までをも根本的に見直すことが求められる時代がきています。

現代の私たちは、病気の原因や結果を外（ウイルスなどの微生物や治療薬、ワクチンなど）に求めがちで、自分の内側の問題（免疫力、抵抗力）を忘れがちです。たとえば、同じウイルスをもらっても、感染するかどうか、重症化するかどうか、合併症が出るかどうかなどは、ウイルス自体よりも健康状態や免疫状態などが、より大切ではないでしょうか。

これからは、外からくる感染症を恐れるのではなく、何がきても大丈夫なからだや、心をつくることが大事だと考えます。

感染症に限らず、すべての病気に共通することですが、病気になったということは、今までの生活のどこかに問題があったと考えられます。不自然な生活の結果として、病気になったということです。ですから、病気になったときは、まず自分の生活を見直すことからはじめましょう。そして、病気の原因に気づき、自分と素直に向き合うことが、回復の第一歩になります。

今回の新型コロナウイルス感染症が、病気や健康についてだけでなく、社会のあらゆる面を見直すきっかけになることを期待します。

最後になりましたが、出版の機会を与えていただいた講談社ビーシー書籍出版部の出樋一親さん、沢田浩さんにこの場を借りて御礼申しあげます。

2020年5月

本間真二郎

参考文献

出典＝カッコ内は、本書で紹介しているページです。

●「人口動態統計」厚生労働省　2018年（30、69ページ）
●「日本人の食事摂取基準」厚生労働省　2020年（135、136ページ）
●『栄養と犯罪行動』A・G・シャウス著　1990年　ブレーン出版（142ページ）
● Ganmaa D, Sato A. The Possible role of female sex hormones in milk from pregnant cows in the development of breast, ovarian and corpus uteri cancers. Med Hypotheses 2005;65:1028-37（148ページ）
● Qin LQ et al. Low-fat milk promotes the development of 7,12-dimethylbenz(a)anthracene（DMBA）-induced mammary tumors in rats. Int J Cancer 2004;110:491-6（148ページ）
● Hegsted DM. Calcium and asteoporosis. J Nutr 1986;116:2316-19（149ページ）
● Feskanich D et al. Milk consumption during teenage years and risk of hip fractures in older adults. JAMA Pediatr. 2014 Jan;168(1):54-60.（149ページ）
●「学校保健統計調査」文部科学省　2019年度（150ページ）
●『医者は口を診ない、歯医者は口しか診ない』相田能輝著　2013年　医薬経済社（179ページ）
●「連邦議会議事録」ディーン・バーク博士　1976年（222ページ）
● Diesendorf M. The mystery of declining tooth decay. Nature 1986;322(6075):125-9（222ページ）
● WHO Oral Health/Area Profile Programme, August 2001（222ページ）
● "Thyroid Cancer Detection by Ultrasound among Residents Aged 18 Years and Younger in Fukushima, Japan: 2011 to 2014"「Epidemiology 第26巻」津田敏秀著　2016年（227ページ）

◆ＮＩＨ（アメリカ国立衛生研究所＝National Institutes of Health）
アメリカ公衆衛生局が所管する米国でもっとも長い伝統をもつ、世界最大の医学研究機関。1887年、ニューヨーク海兵隊病院衛生研究室として設立され、現在はワシントンＤＣ近郊のメリーランド州ベセスダを拠点に、20の研究所と７つのセンターをもつ。がん、眼病、心肺・血液、小児保健、ヒトゲノム、老化、アレルギー・感染症研究はじめ、アルコール乱用・依存症、マイノリティ健康格差研究まで、原因究明から、診断、治療、予防の最先端の研究が行われ、ノーベル賞受賞者は100人以上。新型コロナウイルス感染症予防のワクチンの実用化に向けた治験にも着手。

著者紹介

本間真二郎　ほんま しんじろう

医師。七合診療所所長。

1969年、北海道札幌市に生まれる。

札幌医科大学医学部を卒業後、札幌医科大学附属病院、道立小児センター、旭川赤十字病院などに勤務。2001年より3年間、NIH（アメリカ国立衛生研究所）にてウイルス学、ワクチン学の研究に携わる。帰国後、札幌医科大学新生児集中治療室（NICU）室長に就任。2009年、栃木県那須烏山市に移住し、現在は同市にある「七合診療所」の所長として地域医療に従事しながら、自然に沿った暮らしを実践している。家族は妻と一男一女。

近著に『自然に沿った子どもの暮らし・体・心のこと大全』（大和書房）などがある。


本間真二郎オフィシャルサイト　https://shizenha-ishi.com/

感染《かんせん》を恐《おそ》れない暮《く》らし方《かた》

新型コロナからあなたと家族を守る医食住50の工夫

2020年6月9日　第1刷発行
2020年7月1日　第2刷発行

著者　本間真二郎《ほんましんじろう》

発行者　川端下誠／峯岸延也
編集発行　株式会社講談社ビーシー
〒112-0013 東京都文京区音羽1-2-2
電話　03-3943-6559
発行発売　株式会社講談社
〒112-8001 東京都文京区音羽2-12-21
販売 03-5395-4415／業務 03-5395-3615
印刷所　豊国印刷株式会社
製本所　牧製本印刷株式会社

装丁・本文デザイン　坂井正規（坂井デザイン事務所）
イラスト　石山綾子
図版　岡睦（mocha design）
写真　なりたいつか
本文DTP　ニシエ芸株式会社
校閲　ケイズオフィス
編集　出樋一親、沢田浩（講談社ビーシー）
編集協力　落合加依子、長岡未紗（小鳥書房）

ISBN 978-4-06-520424-5　